Vorwort zur 2. Auflage

Anamnese und Untersuchung stellen die Basis jeglichen medizinischen Handelns dar. Jeder Arzt muss sich im Laufe seiner Ausbildung und seines Praktizierens mit diesen Grundlagen ausführlich beschäftigen. Entsprechend groß und unübersichtlich ist das Feld der sich mit diesem Thema beschäftigenden Literatur. Nur wenige der vielen Interpretationsversuche überstehen die erste Auflage. Häufig steigt mit der Zahl ihrer Auflagen ihr Umfang in dem Maße, wie ihre Übersichtlichkeit sinkt.

Das **Anamnese & Untersuchung pocket** nimmt sich der elementaren Bedeutung der Anamnese und der Untersuchungstechniken an und liefert einen prägnanten und kompakten Überblick über das medizinische Handwerkszeug. Hier soll Basiswissen in einfacher und umsetzbarer Form vermittelt werden.

Natürlich kann dieser Band kein grundlegendes Lehrbuch ersetzen. Wer aber den hier enthaltenen Stoff am Krankenbett präsent hat, ist für den klinischen Alltag gewappnet. Zum Zwecke der besonderen Einprägsamkeit und kurzfristigen Repetition sind dem Hauptteil eine Kurzreferenz aller wichtigen Organsysteme angefügt.

Jedes neue Buch ist ein Versuch, der zu seiner Reifung der Bewertung bedarf. Daher ist jede kritische Stimme hilfreich!

Dr. Boris Kiesewalter   Düsseldorf im April 2002

Inhalt

Anamnese und Untersuchung pocket

Autor
Dr. med. Boris Kiesewalter → boris.kiesewalter@web.de

Redaktion:
Dr. med Susanne Kübert → kuebert@media4u.com
Sabine Sandquist, Klaus Kiesewalter, Annette Pauer
Umschlaggestaltung: Lucie Mikyna, Dipl. Des. (FH) Franka Krüger
Satz: Dipl. Wirt. Ing. Katrin Mayer → katrin.mayer@media4u.com
Modell: Tilmann Wolff

Wichtiger Hinweis
Der Stand der medizinischen Wissenschaft ist durch Forschung und klinische Erfahrung ständig im Wandel. Autor und Verlag haben größte Mühe darauf verwandt, dass die Angaben in diesem Werk korrekt sind und dem derzeitigen Wissensstand entsprechen. Für die Angaben kann von Autor und Verlag jedoch keine Gewähr übernommen werden. Jeder Benutzer ist dazu aufgefordert, Angaben dieses Werkes gegebenenfalls zu überprüfen und in eigener Verantwortung am Patienten zu handeln. Geschützte Warennamen (Warenzeichen) werden nicht besonders kenntlich gemacht. Aus dem Fehlen eines solchen Hinweises kann also nicht geschlossen werden, dass es sich um einen freien Handelsnamen handele.

Die Deutsche Bibliothek – CIP-Einheitsaufnahme
Ein Titelsatz für diese Publikation ist bei
Der Deutschen Bibliothek erhältlich

© 2000 – 2004 Börm Bruckmeier Verlag GmbH
Nördl. Münchner Str. 28, 82031 Grünwald
www.media4u.com
2. Auflage Juni 2002
Druck: Druckerei Kösel GmbH & Co KG, 87452 Altusried-Krugzell
ISBN 3-89862-213-4

6 Inhaltsverzeichnis

1.   Anamnese

Die Anamnese stellt die chronologische Erfassung und Dokumentation der Lebensgeschichte (biographische Anamnese) und der Vorgeschichte der Erkrankung(en) eines Patienten dar.

1.1   Funktion

Das Anamnesegespräch ist der Auftakt der Arzt-Patient-Begegnung. Die Anamnese (griech.: die Erinnerung) ist die Chronik des Patienten und seiner (Vor-) Erkrankungen. Sie stellt den wichtigsten Teil der ärztlichen Diagnostik dar und dient folgenden Zielen:

- **Kontaktaufbau** zwischen Arzt und Patient
- Schaffung einer **Vertrauensbasis, Angstabbau**
- **Informationsgewinn** über das aktuelle Krankheitsbild und die Vorerkrankungen
- Erstellung eines **ersten Gesamteindruckes** vom Patienten
- Formulierung einer **Verdachtsdiagnose**
- Festlegung diagnostischer Schritte und **therapeutischer Ziele**

> **Tipp:** *Entscheidend für die Qualität der Anamneseerhebung ist eine* **systematische Vorgehensweise**. *Daher sollte stets ein bestimmtes schematisches Vorgehen angewendet werden.*

Im Sinne des Aufbaus eines Vertrauensverhältnisses zum Patienten und zum besseren Verständnis der medizinischen Zusammenhänge sollte auf die **Verwendung medizinischen Fachvokabulars verzichtet** werden.

1.2   Umfang, Informationsquellen

Der Umfang eines Anamnesegesprächs ist individuell zu
entscheiden, da er von folgenden Umständen wesentlich
beeinflusst wird:

- **Dringlichkeit** des Befundes
- **Tragweite** des Befundes
- verbale **Mitteilungsfähigkeit** des Patienten
- **Erfahrung** des Therapeuten

Als Informationsquellen der Anamnese kommen in Betracht:

- die **Eigenanamnese** (durch den Patienten selbst)
- die **Fremdanamnese** (Befragung Dritter)

Selbstverständlich dienen die Angaben des Patienten selbst
(Eigenanamnese) als primäre und wichtigste Informationsquelle.
Ergänzend muss gegebenenfalls eine Fremdanamnese eingeholt
werden, so bei Kindern, entmündigten Patienten,
mitteilungsunfähigen (bewusstlosen) Patienten u.a.
In Abhängigkeit von der Fachrichtung und den Vorkenntnissen des
Therapeuten können die Art der Befragung und die
Dokumentation des Anamnesegesprächs **frei** (ohne Vorgaben),
halbstandardisiert (stichwortartige V.) oder **standardisiert**
(vollständig vorgegebene Antwortmöglichkeiten) erfolgen. Meist
liegen in den medizinischen Abteilungen entsprechende Vordrucke
zur Durchführung und Dokumentation der Anamnese vor.
Im Rahmen der ärztlichen Gesprächsführung sind ferner die
verschiedenen Formen der Fragenformulierung
(**offener** und **geschlossener Fragestil**) in Abhängigkeit von den
Zielvorstellungen zu beachten (siehe Lehrbücher der med.
Psychologie und Soziologie).

1.3   Voraussetzungen

Vor Erhebung der Anamnese müssen die Rahmenbedingungen für eine uneingeschränkte Kommunikation geschaffen werden. Hierzu zählen insbesondere:

- **ruhige Atmosphäre** (Vermeidung von Telefonklingeln, Rufanlagen und weiteren Störungen)
- Meidung **blendender Lichtverhältnisse** (kein „Verhör" provozieren)
- **entspannte Lagerung**, Sitzmöglichkeit für den Patienten schaffen
- korrekte **Kleidung** des Therapeuten
- **Intimsphäre wahren, Gespräch unter vier Augen** führen (in Mehrbettzimmern eines Krankenhauses gegebenenfalls weitere Patienten hinausbitten; Ausnahmen sind aggressive Patienten, Kinder oder kommunikationsunfähige Patienten)

1.4   Verhalten des Arztes

Während des Anamnesegesprächs sollten einige Verhaltensgrundregeln beachtet werden:

- höfliches Verhalten
- **persönliche Vorstellung** (Name und Funktion) und **korrekte Anrede** des Patienten
- Wahrung eines **Mindestabstandes**
- **keinen Zeitdruck** ausüben
- **aktives Zuhören** zeigen (nonverbal kommunizieren)
- zunächst **offene** („Was führt Sie zu mir?"), im Verlauf **direktere Fragen** stellen („**Wie** sind die Beschwerden?; **Wann** treten sie auf?; **Wo** sind die Schmerzen?" etc.)
- wichtige Aspekte **in den Worten des Patienten** wiederholen

- Patienten erklären, dass **Notizen** notwendig sind
  (in Fällen besonders intimer Themen auf Notizen verzichten)
- abschließend nach **offenen Fragen** und weiteren Anmerkungen
  fragen („Haben Sie noch etwas auf dem Herzen? Haben wir
  etwas vergessen?")

1.5   Fehlermöglichkeiten, Schwierigkeiten

Die Liste der potentiellen Fehler des Therapeuten beim Anamnesegespräch bzw. der Schwierigkeiten, die sich aus äußeren Einflüssen
ergeben, ist lang. Die Beachtung der folgenden Liste soll daher
allein zur Sensibilisierung gegenüber den möglichen Fehlerquellen
und Problemsituationen beitragen:

- Interviewfehler: Konzentration des Untersuchers auf irrelevante
  Information
- falsche Rollendefinition: aggressives, verletzendes oder
  übermäßig autoritäres Auftreten des Therapeuten
- vermeintliche Kommunikationserleichterung: zu häufiges
  Unterbrechen, zu langes Schweigen, zu langes Sprechen
- weitere systematische Urteilsfehler:
  soziale Erwünschtheit, Ja-Tendenz
- altersbedingte Schwierigkeiten: Kinder projizieren z.B. häufig
  ihre Beschwerden in den Bauch; alte Menschen neigen zur
  globalisierten Schmerzdarstellung
- Sprach- und Verständigungsprobleme: adäquate Unterstützung
  durch Dolmetscher einholen
- überprotektive Partner, Eltern
- aggressive, alkoholisierte Patienten
- redselige, schweigsame Patienten

- besserwissende, überhebliche Patienten
- ausländische Patienten: glaubensbedingte Probleme
- sterbende Patienten (offener Fragestil und besonderes Einfühlungsvermögen sind notwendig)

1.6 Inhalte der Anamnese

1.6.1 Angaben zur Person

Zu Beginn der Anamnese sollten die folgenden persönlichen Daten des Patienten notiert werden. Diese können gegebenenfalls schon vorab durch eine Hilfskraft erfasst werden:

- Name
- Geburtsdatum
- Anschrift (Kontaktadresse)
- Hausarzt (Wer hat überwiesen?)
- Familienstand (Gibt es kontaktierbare Angehörige?)
- frühere Krankenhausaufenthalte (Existieren alte Akten oder Vorbefunde?)

1.6.2 Gegenwärtige Hauptbeschwerden

Die aktuellen Beschwerden des Patienten müssen ausführlich und chronologisch strukturiert dokumentiert werden. Dabei sollten die geäußerten Beschwerden möglichst **in den Worten des Patienten** festgehalten werden. Taktisch empfiehlt es sich, den Patienten zunächst frei reden zu lassen („Was führt Sie zu mir?"), um später durch gezieltes Nachfragen das Gespräch zu strukturieren („Wann genau hatten Sie diese Beschwerden?").
Da die genaue Charakterisierung der Schmerzsymptomatik einen wesentlichen Einblick in die Erkrankung gibt und entscheidende

Hinweise für die weitergehende Diagnostik liefert, sollte dem **Leitsymptom „Schmerz"** besondere Beachtung gelten.

Zur Erfassung der aktuellen Beschwerdesymptomatik sind daher folgende Aspekte beachtenswert:
* Hauptbeschwerden
* Nebensymptome (Begleitbeschwerden)
* Lokalisation der Beschwerden
* Qualität (plötzlich, allmählich, stechend, brennend, klopfend)
* Quantität (diskret, heftig)
* Ausstrahlung
* Begleitumstände (nach Nahrungsaufnahme, immer morgens, etc.)
* zeitliche Abfolge (einmalig, rezidivierend, für eine Stunde, tageweise)
* Therapieauswirkungen (Welches Medikament lindert; was wurde bislang verabreicht?)

1.6.3 Vorerkrankungen

Kinderkrankheiten
* Masern, Mumps, Röteln, Scharlach, Windpocken
* Diphtherie, Keuchhusten
* Rheumatisches Fieber

Krankheiten im Erwachsenenalter
Die folgende Liste ist als beispielhafte Übersicht über häufige Vorerkrankungen zu verstehen:
* Herz: KHK, Myokardinfarkt
* Stoffwechsel: Diabetes mellitus, Hyperthyreose
* Gefäße: Hypertonus, pAVK

- Lunge: Tbc, COPD
- Leber, Galle: Gelbsucht, Steine
- Magen, Darm: Entzündungen, Ulzera, Polypen
- Urogenital: Infekte, Steine, Niereninsuffizienz, Prostataadenom
- ZNS: Apoplex, Epilepsie
- Bewegungsapparat: Osteoporose, Bandscheibenvorfall
- Blut: Blutungsneigungen

Voroperationen, Verletzungen

Die Dokumentation früherer Unfallereignisse bzw. früherer OP's ist ein wesentlicher Bestandteil der Anamnese, da möglicherweise weitere Unterlagen und Befunde verfügbar sind. Außerdem ist aus Gründen der zu erwartenden veränderten Anatomie vor jeder weiteren OP die Kenntnis vorhergehender Eingriffe von großer Bedeutung. Es ist also zu erfragen:

- **Wann** war die Verletzung, Operation?
- **Was** wurde operiert? (soweit dem Patienten bekannt)
- **Wo** erfolgte der Eingriff? (in welchem Krankenhaus, in welcher Praxis)

1.6.4 Allergien

Vielfach wird es notwendig sein, den Begriff der "Allergie" kurz zu erläutern, da viele Patienten hierunter allein Reaktionen im Sinne eines „Heuschnupfens" verstehen. Daher sollte explizit nach folgenden Allergieformen gefragt werden:

- Heuschnupfen
- Lebensmittel
- Medikamentenallergie (Penizillin!)
- Kontrastmittelallergie (z.B. bei früheren Schilddrüsenuntersuchungen, Angiographien)

- Pflasterallergie (oder Allergien auf sonstiges Verbands- bzw. Wundbehandlungsmaterial)

Tipp: *Auch der Ausschluss wichtiger Grunderkrankungen (negative Anamnese) sollte dokumentiert werden: z.B.: Ø Diabetes, Ø KHK, Ø art. Hypertonie, Ø COPD*

1.6.5 Medikamentenanamnese

Eine gründliche Medikamentenanamnese ist zur Beurteilung des bisherigen Therapieansatzes bzw. -erfolges unumgänglich. Ferner ist die Fortsetzung - insbesondere unter stationären Bedingungen - der bisherigen medikamentösen Grundversorgung notwendig. Darüber hinaus „verrät" die Medikamentenliste nicht selten eine wesentliche Vorerkrankung, die dem Patienten unter Umständen nicht präsent war. Die Beachtung von Kreuzreaktionen verschiedener Medikamente sollte ebenfalls selbstverständlich sein. Daher sind folgende Informationen zur Medikamentenanamnese zu ermitteln:

- Name des Präparates
- Wirkstoffbezeichnung (Generic)
- Dosis (nach üblichem Dreierschema: morgens-mittags-nachts)

Beispiel: Adalat 20 ret (Nifedipin) 1 - 0 - 1

1.6.6 Genussmittel, Drogen

Dass eine gründliche Dokumentation des Drogen- und Genussmittelkonsums notwendig ist, versteht sich schon aus pharmakologischer Sicht. In diesem Abschnitt der Anamnese ist eine besondere Hartnäckigkeit empfehlenswert, da Patienten hier häufig zum „Selbstbetrug" neigen.

- **Nikotin** (Menge, Dauer und Art des Nikotinkonsums, Zeitpunkt der Beendigung)

- **Alkohol** (Menge, Dauer und Art des Alkoholkonsums)
- **Koffein**
- **Schlafmittel**
- **Beruhigungsmittel**
- **Schmerzmittel**
- **Abführmittel**

1.6.7 Vegetative Anamnese

Beurteilung wesentlicher Körperfunktionen:

- **Stuhlgang** (Obstipation = Verstopfung, Diarrhö = Durchfall, Regelmäßigkeit, Konsistenz, Farbe)
- **Wasserlassen** (Algurie = Schmerzen beim Wasserlassen, Nykturie = häufiges nächtliches Wasserlassen, Inkontinenz, Pressen)
- **Durst** (auffallend vermehrt, vermindert)
- **Appetit** (rasche oder langsame Gewichtsveränderungen, Zunahme, Abnahme, in welchem Zeitraum)
- **Schlaf** (vermehrte Müdigkeit, Ein- oder Durchschlafstörungen)
- **Begleitsymptomatik** (= B-Symptomatik, bei entsprechender Verdachtsdiagnose: Gewichtsverlust > 10% des Körpergewichts innerhalb 6 Monaten, regelmäßiger Nachtschweiß und Fieber > 38°C)

1.6.8 Gynäkologische Anamnese, Sexualanamnese

- Regelanamnese (Menarche = erste Regelblutung während Pubertät, Menopause = letzte Regelblutung)
- Postmenopausalblutungen
- Geburten
- Fehlgeburten
- Kontrazeption (Empfängnisverhütung)

- Sexualverhalten (ggf. Frage nach Partnern, Problemen und deren Bedeutung)
- Vorsorgeuntersuchungen (regelmäßig, wann zuletzt)

Tipp: *Bei diesem, ohnehin schwierig zu erörternden, schamerfüllten Thema sollte gegebenenfalls auf Notizen verzichtet werden.*

1.6.9 Familienanamnese

Die Erhebung der Familienanamnese dient in erster Linie der Feststellung genetischer Dispositionen des Patienten. Darüber hinaus kann sie bei psychischen Erkrankungen Hinweise auf familiäre Konflikte geben. Zu beachten sind:

- Lebensalter der Eltern
- Todesursachen naher Angehöriger (Großeltern, Eltern und Geschwister)
- chronische Erkrankungen Angehöriger
- bösartige Erkrankungen Angehöriger

1.6.10 Psychosoziale Anamnese

Auch der Einblick in Beruf und Familie eröffnet mögliche Problemkonstellationen, welche ursächlich Erkrankungen bedingen. Daher sollten folgende Punkte angeschnitten werden:

- Partnerschaft (verheiratet, ledig, geschieden, Kinder)
- häusliche Versorgung (nach möglichem Krankenhausaufenthalt oder krankheitsbedingten Veränderungen adäquates heimisches Umfeld gegeben?)
- Beruf (berufliche Belastungen, Arbeitslosigkeit, berufliche Expositionen)
- Freizeitbeschäftigung (Sport etc.)
- Gemütszustand (Stimmung, Antrieb)

2. Körperliche Untersuchung

2.1 Allgemeine Voraussetzungen

Die gründliche körperliche Untersuchung des Patienten erfordert optimale Voraussetzungen bezüglich der Räumlichkeiten, des Instrumentariums und des Auftretens und Vorgehens des Untersuchers:

Technische Voraussetzungen:
- optimale Lichtverhältnisse
- optimale Lagerung des Patienten
  (Cave: bei Herzinsuffizienz, Asthma etc.)
- Patient muss weitestgehend entkleidet sein
  (Zudecken der aktuell nicht untersuchten Körperpartien)
- ausreichender Bewegungsspielraum
- vollständiges und hygienisches Instrumentarium
- adäquate Kleidung des Untersuchers

Vorgehen
- Vertiefung der anamnestisch angedeuteten Problematik
  (ohne übrige Organsysteme zu vernachlässigen)
- systematisches Vorgehen
  (von oben nach unten und stets seitenvergleichend)
- sorgfältige Dokumentation
- behutsames Vorgehen (Rücksichtnahme auf Schamgefühl)
- notwendige schmerzhafte Untersuchungen zum Ende hin durchführen
- unangenehme Maßnahmen ankündigen
- Konzentration auf Untersuchung
  (zwischen den Untersuchungsschritten auf Fragen eingehen)

- Meidung verunsichernder Gebärden
- ggf. Überprüfung des Erstbefundes
- abschließend über erhobene Befunde informieren
- Besprechung weiterer notwendiger Schritte

2.2 Methodisches Vorgehen

Voraussetzung der systematischen körperlichen Untersuchung ist die Kenntnis der vier Untersuchungsgrundtechniken: **Inspektion**, **Palpation**, **Perkussion**, **Auskultation** (ggf. Funktionsprüfung). Jede notwendige Untersuchung sollte in immer gleicher Abfolge durchgeführt werden.

2.2.1 Inspektion

Die Inspektion (lat. inspectio: die Durchsicht) verschafft mittels Betrachtung einen äußerlichen Untersuchungseindruck des Patienten. Ohne weitere Hilfsmittel beurteilbar sind Statur, Körperhaltung, Bewegung, Mimik, Ernährungszustand, Hautveränderungen, wichtige Asymmetrien u.a.
Bestimmte Krankheitsbilder gehen mit typischen äußeren Erscheinungsbildern einher, weshalb eine sog. **Blickdiagnose** oftmals möglich erscheint. Zur erweiterten Inspektion zählt der Einsatz optischer Hilfsmittel wie Lupen, Ophthalmoskop, Otoskop usw.

2.2.2 Palpation

Die Palpation (lat. palpare: tasten) ergänzt durch Fühlen und Tasten den optisch gewonnenen Ersteindruck der Inspektion. Palpatorisch beurteilen lassen sich insbesondere Größe, Form, Oberflächenbeschaffenheit, Konsistenz, Temperatur, Druck- und Klopfschmerzhaftigkeit der Organe bzw. Körperabschnitte. Auch hier ist der Seitenvergleich zur Bestimmung von Asymmetrien (und Temperaturunterschieden) von großer Bedeutung.

2.2.3 Perkussion

Die Perkussion (lat. percussio: das Schlagen, Beklopfen) stellt das Beklopfen von Körperoberflächen dar, um mittels des provozierten Schalls Rückschlüsse auf die Ausdehnung und Beschaffenheit darunterliegender Gewebe und Strukturen ziehen zu können (Bsp.: Abdomen, Lunge). Dabei klopft man locker aus dem Handgelenk (s. Foto) mit dem Mittelfinger der einen Hand auf das Endglied des Mittelfingers der anderen, flach aufliegenden Hand.

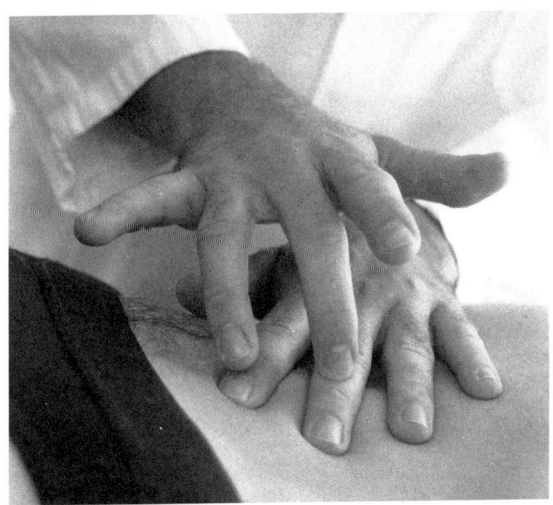

2.2.4 Auskultation

Die Auskultation (lat. auscultare: horchen) wird bis auf wenige Ausnahmen (z.B. mit bloßem Ohr wahrnehmbares Knarren von Gelenken) mit dem **Stethoskop** vorgenommen. Dieses verfügt üblicherweise über eine Membran- und eine offene Trichterseite. Dabei dient die Membranseite dem Abhorchen hoher und die Trichterseite dem Abhören tiefer Frequenzen. Klassische Auskultationsorte sind die Lungen (pathologische Atemgeräusche), das Herz (Vitien), das Perikard (Entzündungen, Ergüsse), die Gefäße (Stenosegeräusche) und das Abdomen (Peristaltik).

2.3 Hilfsmittel

Unabhängig von Spezialwerkzeugen der verschiedenen Fachrichtungen ist folgende Grundausstattung ärztlichen Handwerkszeugs für jeden Arzt unerlässlich (siehe Foto):

• **Stethoskop:** Der Inbegriff des ärztlichen Werkzeugs. Betrachtet man den riesigen Markt an Alternativen, bleibt nur zu raten, immer mit demselben Instrument zu arbeiten

• **Taschenlampe:** Auf hellen, homogenen Lichtkegel achten

• **Einwegspatel:** Unabdingbar zur Beurteilung der Mundhöhle; sollte nicht lose im Kittel getragen werden

• **Reflexhammer:** Am besten mit integrierter Nadel und Pinsel zur Sensibilitätsbestimmung

• **Einweghandschuhe (Fingerlinge):** Nicht nur zur rektalen Untersuchung, sondern als Infektionsschutz unerlässlich

• **Bandmaß:** Zur täglichen Umfangsmessung (Hals - Schwellung, Thorax - Atembreite, Bauch - Aszites, Extremitäten - Thrombose)

• **Blutdruckmessgerät:** Sicher nicht für d. Kitteltasche geeignetes Grundhandwerkszeug; Manschettengrößen beachten!

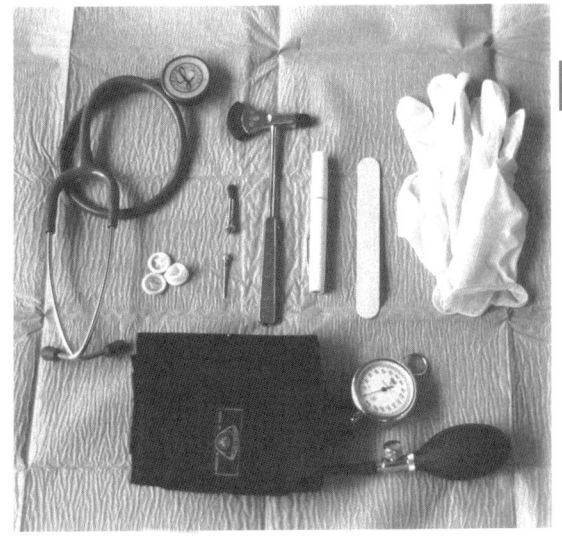

2.4   Schwierigkeiten

Die Palette der potentiellen Schwierigkeiten der körperlichen
Untersuchung ist so groß wie die Vielfalt der
Untersuchungstechniken. Daher sollen hier nur einige
sensibilisierende Beispiele genannt werden:

- **Körpergewicht:** eingeschränkte Bewegungsmöglichkeit,
  Palpation und Perkussion bei Adipositas; Palpation sonst nicht

tastbarer Organe (Leber, Aorta etc.) und dadurch Suggestion pathologischer Befunde bei mageren Patienten
- **geringe Compliance:** bei Kindern, alten, desinteressierten und überheblichen Patienten, Verständigungsproblemen (Ist der Finger-Nase-Versuch wirklich pathologisch?)
- häufige **Störungen, unruhige Umgebung**
- **ungeeignetes** Untersuchungswerkzeug
- **Auslassungen:** Cave: bei der hastigen Untersuchung!
- **mangelhafte Dokumentation:** spätere Missachtung elementarer Befunde

2.5 Grundmessgrößen

Die sogenannten Vitalzeichen (und einige weitere Parameter) sind elementare Basisdaten, die idealerweise vor der körperlichen Untersuchung durch die Hilfskraft erfasst und auf dem Untersuchungsbogen dokumentiert werden sollten.
Zu den Grundmessgrößen gehören:
- Körpergröße (→ **24**)
- Körpergewicht (→ **25**)
- Temperatur (→ **25**)
- Puls (→ **26**)
- Blutdruck (→ **27**)
- Atemfrequenz (→ **27**)

2.5.1 Körpergröße

Die Größe des Patienten ist wichtig zur Bestimmung der Körperoberfläche und zur Beurteilung des Ernährungszustands (s. Broca-Index → **25**). Die Messung der Körpergröße wird üblicherweise stehend mit Hilfe einer Messlatte durchgeführt.

2.5.2 Körpergewicht

Die Bestimmung des Gewichts lässt entscheidende Aussagen über den Ernährungszustand und die Wasserbilanz (Herz-, Nieren-, Lebererkrankungen) des Patienten zu. Um möglichst nicht ernährungsbedingte Schwankungen zu erfassen, sollte grundsätzlich morgens nach dem Wasserlassen gemessen werden.

Broca-Index

Soll-Körpergewicht in kg	
Männer	Körperlänge (cm) - 100
Frauen	(Körperlänge (cm) - 100) x 0,9
Idealgewicht ist Sollgewicht abzüglich 10% bei Männern und abzüglich 15% bei Frauen	
Adipositas = Sollgewicht + 20% (nach *Grafe*)	

Bodymass-Index (syn. Quetelet-Index)

BMI = Körpergewicht (kg) : Körpergröße (m^2)

Gewichtsklasse	BMI Männer	BMI Frauen
Adipositas permagna	> 40	> 40
Adipositas	30 - 40	30 - 40
Übergewicht	25 - 30	24 - 30
Normalgewicht	20 - 25	19 - 24
Untergewicht	< 20	< 19

ungünstig ist Grad 3 > 40

2.5.3 Temperatur

Die Höhe der Körpertemperatur ist von vielen Faktoren abhängig: so von der Außentemperatur, der Tageszeit (gegen 5 Uhr früh am niedrigsten, gegen 17 Uhr nachmittags am höchsten), der körperlichen Inanspruchnahme, dem Alter und dem Zyklus der geschlechtsreifen Frau. Entscheidend ist allerdings die Messmethode. Dabei gilt grob folgende Relation:

rektal (= zentral) 0,5°C > sublingual (= peripher) 0,5°C > axillär (= peripher)

Hinzu treten technisch bedingte Abweichungen, insbesondere bei modernen elektronischen Thermometern.

Tipp: *Die genaueste Methode ist die rektale Messung mit konventionellen Thermometern über fünf Minuten in der Frühe!*

2.5.4 Puls (Herzfrequenz)

Der Puls des Patienten gibt im Normalfall Auskunft über Herzfrequenz, Intensität und Rhythmus. Die Pulsbestimmung wird üblicherweise durch Tasten der A. radialis bestimmt. Dabei wird der über 15 Sekunden bestimmte Wert mit vier multipliziert. Bei arrhythmisch wirkendem Puls wird 60 Sekunden lang gemessen. Durch gleichzeitiges Abhören der Herztöne kann ein Pulsdefizit ausgeschlossen werden. Das **Pulsdefizit** ist die Differenz zwischen Herzschlagfrequenz und peripherem Puls, meist bedingt durch eine hohe Herzfrequenz bei absoluter Arrhythmie, wobei die diastolischen Füllungsphasen derart kurz sind, dass die systolische Auswurfmenge nicht für einen tastbaren Puls ausreicht.

Herzfrequenz – Richtwerte	
Tachykardie	> 100 min^{-1}
normaler Puls	60 - 80 min^{-1}
Bradykardie	< 60 min^{-1}

Die Pulsfrequenz ist abhängig von Alter, Stoffwechsel, Training, Psyche (der Arzt kommt!); er ist pathologisch verändert u.a. bei

Anämie, O_2-Mangel, Elektrolytstörungen, Herzrhythmusstörungen, Schilddrüsenfunktionsstörungen. (Näheres s. Herz-Kreislauf → **76**)

2.5.5 Blutdruck

Die Blutdruckmessung wird üblicherweise nach **Riva-Rocci** (RR) durchgeführt. Dabei wird die Schwierigkeit der technischen Durchführung vielfach unterschätzt. Es muss häufig geübt werden. In jedem Fall sollte immer beidseitig gemessen (Gefäßanomalien - z.B. Thoracic-outlet-Syndrom) und auf die entsprechende Größe der Manschette geachtet werden. Eine zu enge Manschette zeigt falsch erhöhte, eine zu weite Manschette zu niedrige Blutdruckwerte. Ferner sind auch hier physiologische tageszeitliche Schwankungen mit Spitzenwerten am frühen Morgen zu beachten.

Blutdruck-Übersicht
(JNC VI, Joint National Committee on High Blood Pressure, 1997)

Form	RR systol.	RR diastol.
normal	< 130	< 85
hochnormal	130 - 139	85 - 89
Hypertonie, Stadium I	140 - 159	90 - 99
Hypertonie, Stadium II	160 - 179	100 - 109
Hypertonie, Stadium III	> 180	>110
	alle Werte in mmHg	

2.5.6 Atemfrequenz

Die Atmung des Patienten lässt sich nur in einem unbeobachteten Moment bestimmen, da die Beobachtung häufig Hyperventilation bedingt. Daher ist die Methode der auskultatorischen Bestimmung der Atemfrequenz sicherlich nachteilig gegenüber der einfachen

Beobachtung der Thoraxbewegungen. Bestimmt werden neben der Frequenz auch Rhythmus und Tiefe der Atemexkursionen (siehe auch pathologische Atmungstypen → **69**).

Atemfrequenz - Richtwerte	
Tachypnoe	> 20 min^{-1}
normale Atemfrequenz	12 - 20 min^{-1}
Bradypnoe	< 12 min^{-1}

Tipp: *Es lässt sich allgemein nur diagnostizieren, wonach man sucht und wovon man Kenntnisse besitzt!*

2.6   Allgemeiner Eindruck

Die Gesamterscheinung des Patienten ist anhand einiger weniger Merkmale zu erfassen und kann im wesentlichen schon während des Anamnesegesprächs beurteilt werden. Hierbei stellt sich zunächst die Frage, ob der Patient **Anzeichen einer akuten oder chronischen Erkrankung** („Sieht der Patient krank aus?") wie Blässe, Abmagerung oder Schwäche zeigt. Ferner gibt die Beurteilung des **augenscheinlichen Alters**, also die Übereinstimmung von körperlicher Erscheinung und biologischem Alter („Wirkt der Patient älter oder jünger?") wichtige Hinweise auf den Gesamtzustand des Organismus.

Üblicherweise wird zur groben Einschätzung des Allgemeinzustandes des Patienten der Allgemein- und Ernährungszustand wie folgt typisiert:

Allgemeinzustand (AZ)
- gut
- leicht, deutlich, massiv reduziert
- akut reduziert

Ernährungszustand (EZ)
- gut
- schlank
- kachektisch
- adipös

Zur weiteren Bestimmung des Allgemeinbefundes sollten noch folgende Merkmale mitbeurteilt werden:
- Haut und Schleimhäute (→ **29**)
- Haltung, Gang, Mimik (→ **31**)
- Sprache, Stimme (→ **32**)
- Geruchsphänomene (→ **33**)
- Bewusstsein, Orientierung, Psyche (→ **33**)
- Sehvermögen, Hörvermögen (→ **34**)

2.6.1 Haut und Schleimhäute
Die Haut ist das größte Organ des menschlichen Organismus (ca. 1,8 m^2) und wie kein anderes der direkten Beurteilung zugänglich. Darüber hinaus zeigen viele systemische Erkrankungen auch eine Manifestation an der Haut: Sie ist der Spiegel des Gesamtorganismus.

Folgende pathologische Veränderungen der Haut sind zu beachten:
- **blasse Haut:** Schock, Anämie (v.a. Schleimhäute)

- **braune Haut:** Sonnenbräune, M. Addison, Schwangerschaft (Chloasma uterinum), Hämochromatose, Medikamente
- **ikterische Haut:** Anämie, Hämolyse (prähepatisch), Hepatitis, Galleabflussstörung (posthepatischer Ikterus); insgesamt besonders gut an den Skleren zu erkennen
- **rote Haut:** Hypertonus, Hyperthyreose, Fieber, M. Cushing, Alkoholismus, Leberzirrhose, Entzündungen
- **zyanotische Haut:** Polyglobulie, Hypoxämie, besonders gut an den Akren zu beurteilen
- **feuchte, warme Haut:** Hyperthyreose, Nervosität, Fieber
- **besonders trockene, schuppende Haut:** Hypothyreose, Psoriasis, Neurodermitis
- **atrophische Haut:** Cortisontherapie, Lebererkrankung
- **Teleangiektasien:** Phakomatosen, Kollagenosen, Lebererkrankungen
- **Exantheme:** Allergien, Infektionserkrankungen, chronische Hauterkrankungen, Kindererkrankungen
- **Nekrosen der Akren:** M. Raynaud, Sklerodermie
- **Spider naevi:** pathognomonisches Zeichen der Leberzirrhose
- **Palmarerythem:** weiteres Zeichen der Leberzirrhose

Veränderungen der Hautanhangsgebilde:
- **Hirsutismus (vermehrte, übermäßige Behaarung):** endokrine Funktionsstörungen, Androgentherapie

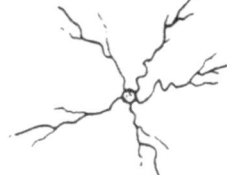

Spider naevus
(stark vergrößert)

- **Virilisierung** (Vermännlichung): Adrenogenitales Syndrom
- **Verlust der Brust- und Bauchbehaarung:** mit Gynäkomastie bei Hypogonadismus, Leberzirrhose
- **kompletter (Haupt-)Haarverlust:** Diabetes mellitus, Zytostatika, andere Dermatosen
- **Uhrglasnägel:** bei chronischer Hypoxie

Der **Turgor** (Spannungszustand) der Haut zeigt den Hydratations-
zustand des Organismus an. Ein **exsikkierter** Patient weist
insbesondere infraklavikulär **stehende Hautfalten** sowie
Austrocknungserscheinungen im Mundbereich (Zunge, Lippen)
auf. **Ödeme** zeigen dagegen einen hyperhydrierten Organismus
an. Sie sind besonders gut über hartem Untergrund, z.B. paratibial,
durch eine bleibende Delle auf Hautdruck hin nachzuweisen.

2.6.2 Haltung, Gang, Mimik

Die Bewegungen eines Menschen werden in **willkürliche**
(Überprüfung durch Aufforderung) und **unwillkürliche**
(Mitbewegungen) differenziert. Bei der Einschätzung des Allgemeinzustandes kommt dabei den unwillkürlichen Bewegungen die
größere Bedeutung zu. Hierzu zählen z.B.:

- **Spastik** (krampfartig erhöhter Muskeltonus)
- **Ataxie** (Störung der Koordination von Bewegungsabläufen)
- **Tics** (plötzlich einsetzende stereotype Muskelzuckung)
- **Tremor** (rhythmisch aufeinander folgende Kontraktionen antagonistischer Muskeln, z.B. bei Hyperthyreose, Alkoholiker, M. Parkinson, Übererregtheit)

Die **Körperhaltung** und das **Gangbild** sind zum einen als Ausdruck
der Funktion der Wirbelsäule, aber auch als Ausdruck der psychischen Befindlichkeit im Sinne der Körpersprache zu verstehen.

Bezüglich der Funktion des Bewegungsapparates können folgende typische Gangbilder festgestellt werden:
• unsicherer, kleinschrittiger Gang: z.B. bei M. Parkinson
• vornübergebeugter Gang: z.B. bei M. Bechterew
• ataktischer Gang: z.B. bei Erkrankungen des Zentralnervensystems
• halbseitig ausladender Gang: z.B. bei Halbseitenlähmung

Die **Mimik** eines Patienten verrät neben aktuellen psychischen Befindlichkeiten auch pathognomonische Gesichtsveränderungen, so u.a. bei:
• Tetanie (anfallsartige Störung der Motorik): typisches „Teufelsgrinsen" (Risus sardonicus)
• Sklerodermie: sog. „Nonnengesicht" (spitzer Mund = Tabaksbeutelmund, straffe Gesichtszüge)
• Myxödem: Hypothyreose
• Salbengesicht, Amimie: M. Parkinson
• Facies hippocratica: Schwerkranke mit eingefallenen Gesichtszügen und kaltschweißigem Gesicht

2.6.3 **Sprache, Stimme**
Manifeste Sprachstörungen sind meist Folge einer Störung des Zentralnervensystems, z.B. infolge eines Apoplex oder einer intrazerebralen Blutung mit motorischer und sensibler Aphasie (zentrale Sprachstörung).
Die Stimme eines Patienten ist stark von der Persönlichkeit und der Stimmungslage abhängig. Ungewöhnlich hohe bzw. tiefe Stimmen lassen auch an Hormonirritationen im Sinne einer entsprechenden Therapie oder hormonaktiver Tumoren denken. Die **Heiserkeit**

zuletzt kann auf harmlosen Racheninfekten, Rekurrensirritationen oder auch Larynxprozessen beruhen.

2.6.4 **Geruchsphänomene**

Bestimmte Körper- und Mundgerüche (Foetor ex ore) des Patienten können entscheidende Hinweise auf pathologische Vorgänge geben. Hier die wichtigsten Beispiele:

- **Alkohol(mund)geruch:** typische „Fahne" des Betrunkenen
- **Azeton-Mundgeruch:** typisch süßlicher Geruch des Diabetikers mit ketoazidotischer Stoffwechsellage
- **Ammoniak-Mundgeruch** (Foetor uraemicus): bei Nierenversagen und Urämie
- **fauliger, eitriger Atem:** Zahninfektionen, Tonsillitis, Bronchitis (Bronchiektasie), Lungenabszess
- **modriger Atem:** bei Lebererkrankungen wie Leberzirrhose
- **fäkal, urinöser Körpergeruch:** bei verwahrlosten Patienten
- **Medikamentengeruch:** v.a. bei Einnahme einiger Antibiotika

2.6.5 **Bewusstsein, Orientierung, Psyche**

Die Stadien der **Bewusstseinslage** werden wie folgt unterteilt:

- wach (klar)
- somnolent (schläfrig, leicht weckbar)
- soporös (eingetrübt, nur schwer zu erwecken)
- komatös (Verlust des Bewusstseins, keine Schmerzreaktion)

Die allgemeine **Orientierung** des Patienten lässt sich ermitteln durch gezielte Fragen nach:

- Raum (Wo sind wir?)
- Zeit (Welchen Wochentag haben wir?)
- Person (Wie heißen Sie? Wer ist amtierender Bundeskanzler?)

Das **Verhalten, Gemütslage** des Patienten lässt sich u.a.
beschreiben als:
- ruhig, unruhig
- nervös
- aggressiv
- depressiv
- kooperativ
- resignierend

Zur Beurteilung der **Compliance** und der Zuverlässigkeit der
anamnestischen Angaben ist eine grobe Einschätzung der
Intelligenz des Patienten erforderlich. Dieses Vorhaben ist aber
sicher sehr schwierig. Daneben besteht die Gefahr,
Gedächtnisstörungen anderer Ursachen (z.B. zerebrale Durchblutungsstörungen) mit intellektuellen Defiziten zu verwechseln.
(Näheres s. Nervensystem → **132**)

2.6.6   Sehvermögen, Hörvermögen
Die grobe Beurteilung des Seh- und Hörvermögens sollte mit an
den Anfang der Untersuchung des Patienten gestellt werden.
Durch eine nicht selten unbemerkte Seh- oder Hörschwäche
können fatale Fehlbeurteilungen, z.B. hinsichtlich der Bewusstseinslage, entstehen. Überdies ist es selbstverständlich, sich zu
vergewissern, dass der Patient alle Äußerungen verstanden hat
und in der Lage ist, notwendige Unterlagen studieren zu können.
Das **Hörvermögen** kann einfach durch Veränderung der eigenen
Lautstärke und anschließender Nachfrage grob eingestuft werden.
Um das **Sehvermögen** beurteilen zu können, sind die Anzahl
einzelner Finger oder verschiedener Wörter in Zeitungen zu
bestimmen. Beide Untersuchungen sollten jeweils seitengetrennt

durchgeführt werden (seitlich zu jedem Ohr stellen; jeweils ein Auge zuhalten).
(Näheres s. Auge → **39**, Ohr → **47**)

3.   Kopf und Hals

3.1   Allgemein

Zur Untersuchung des Kopfes sitzt der Therapeut dem Patienten gegenüber. Der Untersuchungsraum sollte einerseits gut beleuchtet, andererseits zur Untersuchung der Augen auch abdunkelbar sein.

Folgende **Hilfsmittel** sind notwendig:

- Taschenlampe (Pupillenreflexe)
- Ophthalmoskop, Lesetafel, Stieltupfer, Einweghandschuhe (Augenuntersuchung)
- Ohrtrichter, Nasenspekulum, Mundspatel, Kompressen, Stirnlampe, Einweghandschuhe (HNO-Untersuchung)

3.2   Untersuchung des Gesichts und des Schädels

3.2.1   Spezielle Anamnese

- Schwellungen, Schmerzen
- Erbrechen, Übelkeit, Schwindel
- Bewegungseinschränkung, Zwangshaltung
- Kopfschmerzen (Lokalisation, Intensität, Dauer, Tageszeit, Auslöser)
- Taubheitsgefühl
- Veränderungen der Kopfbehaarung
- frühere Kopfverletzungen, Frakturen

3.2.2   Inspektion

Vorgehen

Schädel und Gesicht müssen von allen Seiten beurteilt werden. Dazu gehört auch der Blick von oben auf die Kopfbehaarung

(Kopfhaut). Zunächst Suche nach Anzeichen einer systemischen Erkrankung. Beurteilung von Form, Größe und Konturen des gesamten Kopfes. Dann Suche nach Asymmetrien, einseitigen Prozessen (Schwellungen) oder einseitigen Bewegungen. Lassen Sie den Patienten dazu bewusst sprechen, um die Mimik (einseitige Bewegungsabschwächungen) beurteilen zu können. Inspektion der gesamten Haut und Kopfbehaarung (Hautveränderungen, Haarveränderungen).

Befunde

- Mikro-, Makrozephalus: genetische Veränderungen: Hydrozephalus, M. Paget, Tumoren
- vergrößerter Gesichtsschädel: Akromegalie
- Vollmondgesicht: M. Cushing
- aufgequollenes Gesicht, Gesichtsödem: nephrotisches Syndrom, Hypothyreose (= Myxödem)
- einseitige Schwellungen: Mumps, Parotistumoren, Tumoren anderer Speicheldrüsen, Hauttumoren, Nebenhöhlentumoren, Entzündungen (Mastoiditis)
- einseitige Gesichtsstarre: Fazialisparese
- Amimie, Salbengesicht: M. Parkinson
- rötliche Gesichtsfarbe: art. Hypertonie, Hyperthyreose, Fieber, Erregung, Infektionen, Dermatosen, Alkoholabusus
- blau(rote) Gesichtsfarbe: Zyanose bei Polyglobulie, Hypoxämie
- gelbe Gesichtsfarbe (Skleren!): Ikterus (s. allg. Befunde → **30**)
- braune Gesichtsfarbe: Sonnenexposition, Hämochromatose, M. Addison
- blasse Gesichtsfarbe: Konstitution, Anämie, Schock, Hypotonie, Vitien
- deutlich sichtbare A. temporalis: Arteriitis temporalis

- vermehrte „männliche" Behaarung der Frau (Hirsutismus): Hormonbehandlungen, endokrine Tumoren
- umschriebener, diffuser Haarausfall: altersbedingt, Zytostatika, andere Medikamente, Hyperthyreose, Hauterkrankungen, Erkrankungen des rheumatischen Formenkreises
- Schuppen: Psoriasis, Dermatosen, parasitäre Erkrankungen, Pilzerkrankungen
- Haarauflagerungen: parasitäre Erkrankungen (Läuse etc.)
- dünnes, trockenes Haar: Hyperthyreose
- Spliss: Hypothyreose

3.2.3 Palpation

Vorgehen

Systematisches Abtasten zunächst des Hinterkopfes (Untersuchung der Haare und Kopfhaut), dann des Gesichts. Suche nach druckschmerzhaften Arealen, druckschmerzhafter A. temporalis beidseits, Verletzungen (nässende Stellen), Narben

Befunde

- druckschmerzhafte A. temporalis: Arteriitis temporalis
- druckschmerzhafte Kalotte: Fraktur, Tumor, lokale Entzündung
- Haarveränderungen (s. Inspektion → **36**)
- nässende Stellen der Kopfhaut: Verletzungen, Hauttumoren (z.B. Basaliom)
- einseitige Schwellungen: siehe Inspektion

3.2.4 Perkussion

Vorgehen

Symmetrisches Beklopfen der gesamten Kalotte mit den Fingerspitzen von dorsal nach ventral.

Befunde
- umschriebener, diffuser Klopfschmerz der Kalotte: Fraktur, Migräne, Meningitis, Knochentumor, Hirntumor

3.3 Untersuchung der Augen

3.3.1 Vorab

Die Untersuchung des Auges gehört zweifelsohne zu den schwierigen Abschnitten der allgemeinen Untersuchung und ist letztlich dem Fachmann vorbehalten. Dennoch sollen in diesem Abschnitt einige wichtige Untersuchungsprinzipien besprochen werden, die jeder Arzt beherrschen sollte.

3.3.2 Spezielle Anamnese
- Augenschmerzen
- Sehschwäche (seit wann?)
- Tränen der Augen (Epiphora)
- Fremdkörpergefühl
- Brille
- Schielen
- Blindheit, Glasauge
- frühere Augenerkrankungen, Verletzungen (Glaukom, Katarakt, Trauma, Netzhauterkrankungen)
- frühere Augenoperationen
- Verwendung von Augentropfen

3.3.3 Inspektion

Vorgehen

Untersucht werden stets seitenvergleichend die Stellung und ein Hervortreten der Augen. Weiterhin beurteilt werden Augenbrauen hinsichtlich seitengleicher, dichter Behaarung, Symmetrie und Schlussfähigkeit der Lider, Farbe der Konjunktiven und Skleren, Form der Tränendrüsen, der Iris und der Pupillen, insbesondere der seitengleichen Form und Größe der Pupillen.

Befunde

- **Enophthalmus** (Zurücksinken des Augapfels in die Orbita): Exsikkose (Austrocknung, Dehydratation), Fraktur, Kachexie (Auszehrung), Horner-Syndrom (Schädigung des Sympathikus mit Ptosis, Miosis, Enophthalmus)
- **Exophthalmus** (Hervortreten des Augapfels aus der Orbita): doppelseitig bei M. Basedow, einseitig bei retrobulbärer Blutung, Entzündung, Tumor
- **Fehlen der Augenbrauen**: alters- oder konstitutionsbedingt, Einnahme von Zytostatika, anderer Medikamente, Diabetes mellitus
- **Entropium** (Einwärtsdrehung der Lidränder): alters- oder entzündungsbedingt
- **Ektropium** (Auswärtsdrehung der Lidränder): alters- oder entzündungsbedingt
- **Ptosis** (herabhängendes Lid): altersbedingt, Horner-Syndrom (Miosis, Ptosis, Enophthalmus), Nervenläsion
- **fehlender Lidschluss** (Lagophthalmus): Fazialisparese
- **Lidschwellung**: nephrotisches Syndrom, Allergie, Myxödem, Emphysem, Hagel- oder Gerstenkorn, Tumor, Tränendrüsenentzündung (Paragraphenform!), Phlegmone, Lidabszess
- **Sklerenverfärbung**: gelblich bei Ikterus, rot bei Konjunktivitis, blässlich bei Anämie, bläulich bei Osteogenesis imperfecta
- **Injektion der Konjunktiven** (konjunktival): Fremdkörper, Entzündung, Allergie, Medikamentenreaktion

- **ziliäre Injektion**: Glaukomanfall, Hornhautaffektion, Bindehautentzündung, Skleritis, Episkleritis
- **Hyposphagma** (Blutung unter die Augenbindehaut): Trauma, Gerinnungsstörung, arterielle Hypertonie
- **Linsentrübung**: Katarakt
- **brauner Hornhautring** (Kayser-Fleischer): M. Wilson
- **weißer Hornhautring** (Arcus senilis): altersbedingt
- **Trübung der Hornhaut**: Ulkus, Dystrophie, Narbe, Infektion
- **Flügelfell** (Pterygium): Lichen ruber, M. Raynaud, ektodermale Dysplasie

Tipp: *Jede Form der Anisokorie (seitendifferente Pupillenweiten) ist ein Warnsignal und bedarf der raschen Abklärung!*

3.3.4 Palpation

Vorgehen

Palpation (im Seitenvergleich) der Bulbi, Lider, Tränendrüsen und Tränensäcke.

Befunde

- (einseitiger) harter Bulbus: Glaukomanfall, erhöhter innerer Augendruck
- Druckschmerz des Bulbus: retrobulbäre Blutung, Entzündung, Tumor
- Austritt von Sekret aus unteren Tränenpünktchen: Verschluss des Tränenkanals, Dakryozystitis

3.3.5 Visusprüfung

Vorgehen

Zur Beurteilung der Sehschärfe (Visus) muss jedes Auge separat (Abdecken der Gegenseite mit der Hand) untersucht werden. Dabei verwendet man am besten Standard-Lese-Tafeln, die in einer Entfernung von 6 Metern aufgestellt werden. Dabei soll der Patient die abgebildeten Zeichen laut vortragen, indem er von oben nach unten vorgeht, bis die Zeichen nur noch mühsam erkennbar sind. Notiert wird, in welcher Zeile der Patient mehr als die Hälfte der Zeichen erkennt. Zur groben Beurteilung ist auch jede andere Leseprobe geeignet, wobei die Sehleistung des Patienten mit der eigenen verglichen wird.

(Der Abstand der hier abgebildeten Lesetafel zum Auge sollte bei guter Beleuchtung ca. 35 cm betragen.)

Befunde

- Fernsicht vermindert: Kurzsichtigkeit (Myopie)
- Nahsicht vermindert: Weitsichtigkeit (Hypermetropie); Alterssichtigkeit (Presbyopie)
- Fernsicht und Nahsicht vermindert: Trübung der Hornhaut, Linse, Netzhautschädigung, Glaskörpertrübung
- Erblindung: Trauma, Durchblutungsstörung, Glaukom, Neuritis, Retinitis, Tumor, Arteriitis temporalis, Raumforderung im ZNS

3.3.6 Lichtreaktion

Vorgehen

Der Untersuchungsraum muss abgedunkelt sein. Um selektiv ein Auge untersuchen zu können, muss der Untersucher eine Hand auf den verlängerten Nasenrücken als Barriere aufsetzen. Nun wird jedes Auge abwechselnd beleuchtet und die Pupillenreaktion der beleuchteten Seite und der Gegenseite beobachtet.

Befunde

- erhaltene Lichtreaktion mit Mydriasis: Glaukomanfall, Sympathikusreizung

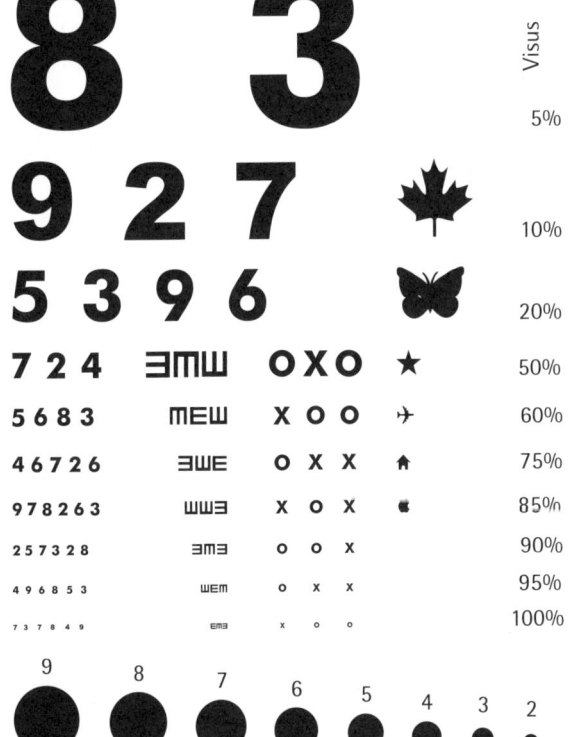

- erhaltene Lichtreaktion mit Miosis: Horner-Syndrom, Drogenabusus
- gestörte Lichtreaktion mit Mydriasis: Adie-Syndrom (nichtpath. Variante), Parese des N. oculomotorius, Amaurose
- gestörte Lichtreaktion mit Miosis: medikamentös, Morphium, ZNS-Störung
- Pupillenstarre (bei erhaltener Konvergenzreaktion): Argyll-Robertson-Syndrom (Spätsymptom der Lues), nach Linsen-Operation, Trauma, Entzündung

3.3.7 Gesichtsfeldprüfung

Vorgehen

Zur groben Einschätzung des Gesichtsfeldes kann die Fingerperimetrie angewandt werden. Hierdurch können komplette Ausfälle einer Gesichtsfeldhälfte (Hemianopsie) beurteilt werden. Dabei sitzen sich Patient und Untersucher in einer Entfernung von einem Meter gegenüber. Beide halten sich das gegenüberliegende Auge zu und der Untersucher führt nun den Zeigefinger der nicht abgedeckten Seite langsam von außen an den starr geradeausblickenden Patienten heran, bis dieser den Finger wahrnimmt. Wiederholung in den 4 Quadranten des Gesichtsfelds.

Befunde

- Quadrantenanopsie: Schädigung eines Teils der Radiatio
- einseitige totale Erblindung: Läsion des N. opticus, intraokuläre Schädigung
- homonyme Hemianopsie: Tractus-opticus-Schädigung kontralateral, kontralaterale Radiatio-Schädigung
- bitemporale Hemianopsie: Schädigung im Bereich des Chiasma opticum

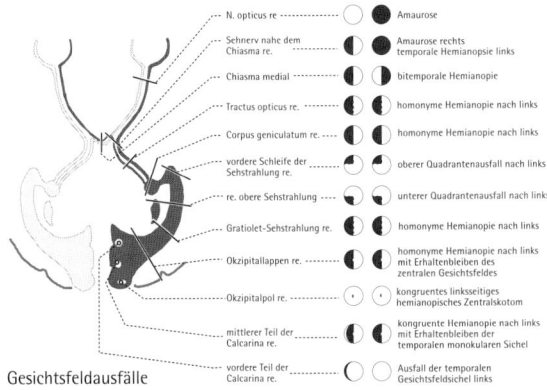

N. opticus re		Amaurose
Sehnerv nahe dem Chiasma re.		Amaurose rechts temporale Hemianopsie links
Chiasma medial		bitemporale Hemianopie
Tractus opticus re.		homonyme Hemianopie nach links
Corpus geniculatum re.		homonyme Hemianopie nach links
vordere Schleife der Sehstrahlung re.		oberer Quadrantenausfall nach links
re. obere Sehstrahlung		unterer Quadrantenausfall nach links
Gratiolet-Sehstrahlung re.		homonyme Hemianopie nach links
Okzipitallappen re.		homonyme Hemianopie nach links mit Erhaltenbleiben des zentralen Gesichtsfeldes
Okzipitalpol re.		kongruentes linksseitiges hemianopisches Zentralskotom
mittlerer Teil der Calcarina re.		kongruente Hemianopie nach links mit Erhaltenbleiben der temporalen monokularen Sichel
vordere Teil der Calcarina re.		Ausfall der temporalen Gesichtsfeldsichel links

Gesichtsfeldausfälle

3.3.8 Motilitätsprüfung

Vorgehen: Es existieren 6 Hauptblickrichtungen. Der Patient wird aufgefordert, einen Bleistift mit den Augen zu verfolgen, der in alle 6 Richtungen gewendet wird. Dabei ist auf synchrone Augenbewegungen und auf Nystagmen, (→ **52**) zu achten.

Befunde
• **Endstellnystagmus:** physiologisch
• **Bulbusabweichung nach medial:** Parese des N. abducens
• **Abweichung nach unten außen:** Okkulomotorisus-Parese

3.3.9 Ophthalmoskopische Untersuchung

Vorgehen: Mit Hilfe des Ophthalmoskops lassen sich die brechenden Medien, die Macula lutea (Fovea centralis), die Papille, die Gefäßstrukturen und der Fundus beurteilen (Fundoskopie).

Zur genauen Verwendung des Ophthalmoskops: siehe Lehrbücher der Augenheilkunde!

Befunde

- mangelnde Sicht: Katarakt
- weißliche Papille: Optikusatrophie verschiedener Genese
- rötliche Papille: Hypertonie, Gefäßschädigung
- unscharf abgegrenzte Papille: Stauungspapille bei Hirndrucksteigerung, Neuritis N. optici, Retinopathie
- Einblutungen der Makula: häufig diabetische Mikroangiopathie oder senile Makuladegeneration
- Gunn-Zeichen: Kompression arterienüberkreuzter Venen: Fundus hypertonicus
- Einblutungen der Retina: Diabetes mellitus
- Cotton-wool-Herde (weißl.-fleckige Herde): häufig Hypertonus

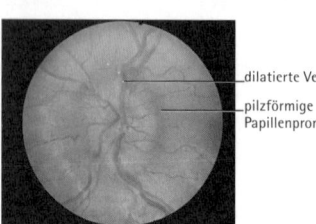

dilatierte Venen

pilzförmige Papillenprominenz

Stauungspapille

3.3.10 Ektropionieren des Augenlides

Vorgehen

Wichtige (und einfache) Maßnahme zur besseren Beurteilung der Konjunktiva sowie zur Entfernung von Fremdkörpern (siehe Foto). Vorab sollte dem Patienten das Vorgehen erläutert werden, da diese Untersuchung zum Teil als sehr unangenehm empfunden wird. Zunächst Fassen der Wimpern des Oberlides mit Daumen und Zeigefinger und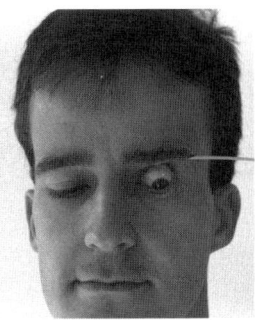

dann Auflegen eines Wattestäbchens und Drehen des Wattestäbchens nach oben. Hierdurch wird das Lid nach außen gestülpt und die gesamte Konjunktiva sichtbar.

3.4 Untersuchung der Ohren

3.4.1 Vorab

Zur Untersuchung der Ohren (wie des gesamten HNO-Gebietes) sitzt der Patient dem Untersucher auf gleicher Höhe gegenüber. Der Untersuchungsstuhl sollte über eine Kopfstütze verfügen, damit der Patient den Kopf fest anlehnen kann. Generell muss bei der Untersuchung des HNO-Gebietes für eine ruhige Lagerung des Patienten und Möglichkeit zur Abstützung der untersuchenden Hand des Arztes gesorgt werden, damit mit den einzelnen Untersuchungsgeräten (z.B. Ohrtrichter und Nasenspekulum) keine Perforationen hervorgerufen werden können.

3.4.2 Spezielle Anamnese

- Hörminderung, Ertaubung: einseitig, beidseitig, plötzlich, allmählich
- Ohrenschmerzen
- Ohrsekretion: blutig (Trauma, Tumor, Entzündung), klar (Liquor bei Schädel-Hirn-Trauma), eitrig (Entzündung)
- Ohrgeräusche: einseitig, beidseitig, permanent, vorübergehend, pulssynchron, hoch- oder tieffrequent
- Schwindel: Drehschwindel, Schwankschwindel, Schwarzwerden vor den Augen etc.
- frühere Ohrerkrankungen
- frühere Ohroperationen
- Familienanamnese: v.a. Schwerhörigkeit
- Lärmbelästigung
- ototoxische Medikamente

3.4.3 Inspektion, Palpation, Funktionsuntersuchungen

Vorgehen

Zur Untersuchung des Ohres inspiziert man zunächst (seitenvergleichend) das äußere Ohr und anschließend Gehörgang und Trommelfell mit Hilfe des Ohrtrichters oder Otoskops.
Bei der Inspektion des äußeren Ohres ist zunächst auf Seitenunterschiede zu achten. Anschließend Untersuchung jedes einzelnen Ohres. Dabei Suche nach Deformierungen, Fehlbildungen und Entzündungen der Muscheln, Abstehen eines Ohres, Otorrhö, Narben und Knötchen der Ohrmuschel.
Auffällige Befunde werden stets palpiert.
Zur Untersuchung des Mittelohres sind wahlweise ein Ohrtrichter mit zusätzlicher Lichtquelle - Stirnlampe oder Spiegel - und

Mikroskop oder ein Otoskop notwendig. Die Untersuchung des Gehörgangs und Trommelfells bedarf einiger Übung! Mit der nicht führenden Hand wird der Trichter (möglichst groß wählen - darf nicht am Trommelfell anliegen) im Gehörgang festgehalten; vierter und fünfter Finger ziehen die Ohrmuschel nach kraniodorsal, um den Gehörgang zu begradigen. Die führende Hand hält das Otoskop oder richtet das Mikroskop. Um die Sicht optimal einzustellen, ist der Kopf des Patienten entsprechend zu kippen und nicht der Untersucher zu verbiegen!

Zur Funktionsuntersuchung des Ohres und des Vestibularorgans sollte der **Rinne- und Weber-Versuch** mittels Stimmgabel sowie die Untersuchung mit der **Frenzel-Brille** durchgeführt werden. Der **Rinne-Versuch** ist ein monauraler Vergleich von Luft- und Knochenleitung zur Differenzierung von Innenohr-(Schallempfindungsschwerhörigkeit) und Mittelohrschwerhörigkeit (Schalleitungsschwerhörigkeit). Dazu muss der Patient beurteilen, ob er eine schwingende Stimmgabel besser vor dem Ohr oder auf dem Mastoid aufgesetzt hört. Der **Weber-Versuch** ist ein binauraler Vergleich der Knochenleitung. Dazu wird die Stimmgabel auf die Schädelmitte aufgesetzt und der Patient muss beurteilen, ob er die Schwingungsgeräusche mittig oder lateralisiert, d.h. auf einer Seite betont hört. Die Untersuchung mit der **Frenzel-Brille**, einer Brille mit Beleuchtung (zur Beurteilung der Bulbusbewegungen) und 18 Dioptrien (zur Vermeidung einer Blickfixation), dient der Überprüfung von Nystagmen (→ **52**). Nystagmen sind unwillkürliche rhythmische Augenbewegungen.

Die einfachste Untersuchung zur Beurteilung des Hörvermögens, nämlich durch **Flüstersprache**, lässt sich meist schon während Erhebung der Anamnese durchführen.

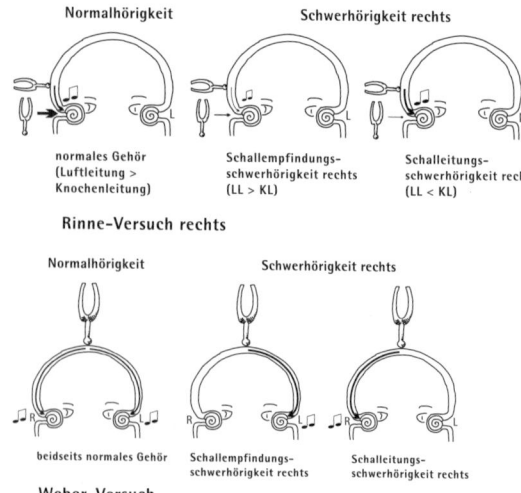

Normalhörigkeit

Schwerhörigkeit rechts

normales Gehör
(Luftleitung >
Knochenleitung)

Schallempfindungs-
schwerhörigkeit rechts
(LL > KL)

Schalleitungs-
schwerhörigkeit rechts
(LL < KL)

Rinne-Versuch rechts

Normalhörigkeit

Schwerhörigkeit rechts

beidseits normales Gehör

Schallempfindungs-
schwerhörigkeit rechts

Schalleitungs-
schwerhörigkeit rechts

Weber-Versuch

Befunde
- **verkleinerte, deformierte Muschel**: Fehlbildungen, Traumen, Entzündungen, Tumor
- **geschwollene Muschel**: Otitis externa, Othämatom, Perichondritis, Erysipel

- **knotige Muschelveränderungen**: Atherom, Gichttophi, Darwinscher Höcker der Helix
- **Klopfschmerz** hinter dem Ohr, abstehendes Ohr: Mastoiditis
- **Tragusdruckschmerz**: Otitis media, Furunkel des äußeren Gehörgangs, der Muschel

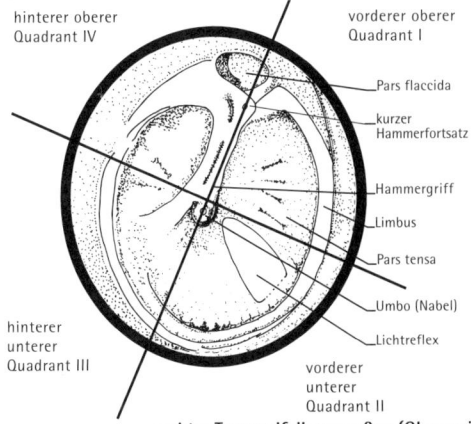

hinterer oberer
Quadrant IV

vorderer oberer
Quadrant I

Pars flaccida

kurzer
Hammerfortsatz

Hammergriff

Limbus

Pars tensa

Umbo (Nabel)

Lichtreflex

hinterer
unterer
Quadrant III

vorderer
unterer
Quadrant II

rechtes Trommelfell von außen (Ohrenspiegel)

- **Rötung, Vorwölbung des Trommelfells**: Otitis media
- **blaurote Trommelfellfärbung**: Hämatotympanon, virale Trommelfellentzündung (meist mit aufgelagerten Bläschen)
- **weißliche Trommelfellfärbung, Flüssigkeit hinter dem Trommelfell**: Trommelfellverdickungen nach rezidivierenden Entzündungen, Paukenerguss
- **retrahiertes Trommelfell**: chronische Mittelohrentzündung, Tubenkatarrh

- **zentraler Defekt des Trommelfells**:
  chronische Schleimhauteiterung
- **peripherer Defekt**:
  Cholesteatom (benigner, zwiebelschalenartiger
  Plattenepitheltumor, sog. Perlgeschwulst)
- **Perforation**: Otitis media, Trauma
- **Rinne-Test**:
  - positiv: Luftleitung > Knochenleitung: normales Gehör,
    Schallempfindungsschwerhörigkeit
    (Innenohrschwerhörigkeit)
  - negativ: Luftleitung < Knochenleitung:
    Schallleitungsschwerhörigkeit (Mittelohrschwerhörigkeit)
- **Weber-Test**:
  - gleichseitiges Hören: physiologisch
  - **Lateralisation zum erkrankten Ohr**:
    Schallleitungsschwerhörigkeit: Verlegung des Gehörgangs,
    Mittelohres (Furunkel, Otitis externa,
    Zerumen = Ohrenschmalz)
  - **Lateralisation zum gesunden Ohr**:
    Schallempfindungsschwerhörigkeit: Innenohrschädigung
    (Otitis interna, nervale Läsion)
- **Nystagmus** (Untersuchung mit der Frenzel-Brille):
  - **Endstellnystagmus**: physiologisch
  - **richtungsbestimmter Nystagmus**:
    peripher-vestibuläre Schädigung
  - **regelmäßig richtungswechselnder Nystagmus**:
    zentrale Schädigung oder peripher-vestibuläre Schädigung
  - **regellos richtungswechselnder Nystagmus**:
    (meist) zentraler Genese

3.5   Untersuchung Nase und Nasennebenhöhlen

3.5.1 Spezielle Anamnese
- Nasenatmungsbehinderung: Allergien, Entzündungen, Septumdeviation, Tumoren
- näselnde Sprache: Nasenatmungsbehinderung, mangelnder Nasen-Rachen-Abschluss (Gaumenspalte)
- Epistaxis (Nasenbluten)
- Rhinorrhö (Nasensekretion)
- Schmerzen: v.a. Nasennebenhöhlen als Druckschmerz oder Frontalkopfschmerz
- Riechstörung: Läsion N. I, Verlegung der Nase
- Berufsanamnese: Exposition mit Gasen, Stäuben

3.5.2 Inspektion, Palpation

Vorgehen

Zunächst Beurteilung von Form, Größe und Symmetrie der **äußeren Nase**. Anschließend Inspektion (Spiegeluntersuchung) des Naseninneren und Nasen-Rachen-Raums mittels der **vorderen Rhinoskopie**. Die vordere Rhinoskopie wird mit Hilfe eines Nasenspekulums durchgeführt (Lichtquelle!). Hierzu wird der Kopf des Patienten (am besten am Haaransatz) mit der einen Hand festgehalten, leicht rekliniert und mit der anderen Hand das Spekulum geschlossen in die Nase eingeführt sowie vom Septum wegführend gespreizt (schmerzhaft, Perforationsgefahr!). Beurteilt werden sollen die Muscheln und das Nasenseptum nach Form und Größe sowie die Nasenschleimhaut. Palpatorisch sind die Austrittspunkte der Äste des N. trigeminus (N. supra- und infraorbitalis) auf Druckschmerzhaftigkeit und

anschließend Stirn- und Kieferhöhle auf Klopfschmerzhaftigkeit
zu prüfen (siehe Skizze).

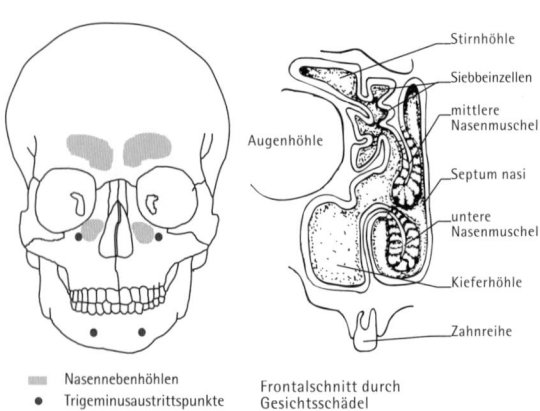

Stirnhöhle

Siebbeinzellen

mittlere
Nasenmuschel

Augenhöhle

Septum nasi

untere
Nasenmuschel

Kieferhöhle

Zahnreihe

Nasennebenhöhlen
● Trigeminusaustrittspunkte

Frontalschnitt durch
Gesichtsschädel

Befunde
- **verdickte Nase**: Rhinophym, Rosazea, Fraktur
- **Sattelnase**: Fraktur, konnatale Lues
- **schiefe Nase**: Septumdeviation
- **Nasenflügel** (v.a. Kinder): inspiratorische Erweiterung der
  Nasenlöcher, Hinweis für Pneumonie
- **gerötete, geschwollene Nasenschleimhaut**: akute Rhinitis
- **blasse, geschwollene Nasenschleimhaut**: allergische Rhinitis
- **Näseln**: Nasenatmungsbehinderung, fehlender Rachenabschluss
  z.B. durch Gaumenspalte

- **Nasenatmungsbehinderung**: Rhinitis, Polypen, Septumdeviation, Muschelhyperplasie, Fremdkörper
- **Rhinorrhö, wässrig**: allergische oder virale Rhinitis, Liquorrhö (Läsion der Meningen)
- **Rhinorrhö, eitrig**: bakterielle Rhinitis, Nebenhöhlenentzündungen
- **Epistaxis** (Nasenbluten, meist Ursprung am Locus Kiesselbachi): Entzündungen, Tumoren, Traumen, systemische Erkrankungen (art. Hypertonie!, Gerinnungsstörungen)
- **Druckschmerz über den Nervenaustrittspunkten**: Erkrankungen der Nachbarorgane, z.B. Sinusitiden, Trigeminusneuralgie, Zahnerkrankungen etc.
- **Klopfschmerz über Nebenhöhlen**: akute Sinusitis (Sinus frontalis, Sinus maxillaris), meist einseitig

3.6   Untersuchung von Mund und Rachen

3.6.1   Vorab

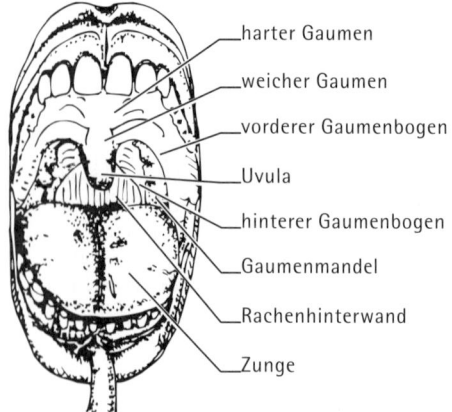

harter Gaumen

weicher Gaumen

vorderer Gaumenbogen

Uvula

hinterer Gaumenbogen

Gaumenmandel

Rachenhinterwand

Zunge

Die Untersuchung von Mund und Rachen erfolgt bei in gleicher Höhe gegenübersitzendem Patienten. Handschuhe, Mundspatel und Lichtquelle sind unverzichtbare Hilfsmittel der Grunduntersuchung. Die komplizierten Spiegeluntersuchungen, z.B. des Larynx, bleiben dabei dem HNO-Facharzt vorbehalten. Vor Untersuchung sollten alle oropharyngealen Fremdkörper entfernt werden (Kaugummis, Zahnprothesen etc.).

3.6.2 Spezielle Anamnese

- Schmerzen: dauerhaft, intermittierend, beim Kauen, beim Schlucken, Charakter, Ausstrahlung
- Missempfindungen: Taubheitsgefühl, Brennen, Trockenheitsgefühl
- Geschmacksstörungen: vorübergehend, kontinuierlich
- Mundgeruch: Charakter (siehe auch Geruchsphänomene → **33**)
- Blutungen: Stärke, Häufigkeit
- Veränderungen der Mundschleimhaut
- Kieferklemme
- Prothesensitz und Kontrolle (Pflege)

3.6.3 Inspektion, Palpation

Vorgehen

Vorgehensweise von außen nach innen: Zunächst äußerlich Beurteilung der **Kiefergelenksfunktion**, Palpation der Lymphknotenstationen (siehe Hals → **63**) und Palpation der **Speicheldrüsen**. Dazu werden nacheinander (Seitenvergleich!) die **Glandula parotis**, die **Glandula submandibularis** und **Glandula sublingualis** mit leicht tastenden Bewegungen auf ihre Konsistenz und Beziehung zur Umgebung (Verschieblichkeit) hin bewertet. Dabei kann es leicht zur Verwechslung mit nahegelegenen (vergrößerten) Lymphknoten kommen.

Anschließend Untersuchung des **Oropharynx**: Zunächst bei geöffnetem Mund mit zwei Spateln **Lippen** und **Wangen** auseinanderdrängen. Beurteilung von **Schleimhaut** (Blutungen, Ulzera, Pigmentierungen, Tumoren), **Zähnen**, **Prothesensitz** (Sanierungszustand, Vollständigkeit) und **Speicheldrüsenausführungsgängen**. Dann Inspektion der herausgestreckten **Zunge** und

achten auf Abweichungen (Farbe, Beläge, Trockenheit, Bisse).
Inspektion des Rachens unter Herabdrücken des hinteren Zungen-
abschnittes mit dem Spatel. Der Patient muss dabei „Ah" sagen.
Dadurch wird die Sicht frei auf die **Rachenhinterwand** und die
Beweglichkeit des **Gaumensegels** beurteilbar. Die **Tonsillen**
werden bei auffälligem Inspektionsbefund mit einem zweiten
Spatel leicht komprimiert. Dabei wird auf deren Luxierbarkeit und
Austritt von Exprimat geachtet.

Alle Schritte der Untersuchung setzen die **Kooperation des
Patienten** voraus. Sollte die Inspektion des Gaumens,
der Rachenhinterwand und der Tonsillen mit dem Spatel nicht
möglich sein (Würgereiz), muss die Zunge mit einer Kompresse
sanft herausgezogen werden. Das Besprühen des Rachens mit
einem **Lokalanästhetikum** ist ebenfalls eine hilfreiche Maßnahme.

Befunde
* **eingeschränkte Kiefergelenksbeweglichkeit**: Kiefer- und
  Zahnprozesse, Entzündungen, Tumoren der Nachbarschaft
  (Parotitis, Peritonsillarabszess etc.)
* **vergrößerte Speicheldrüsen**: Speicheldrüsenentzündung,
  Speicheldrüsensteine (ggf. mit Speichelstau), Tumor
* **zyanotische (blaurote) Lippen**: Zyanose, Polyglobulie
* **blasse Lippen**: Anämie
* **Fissuren der Mundwinkel** (Rhagaden): Vit.-B-Mangel,
  Zahnfehlstellung
* **Bläschen der Lippen**: Herpes labialis
  (häufig bei bakteriellen Infektionen = Fieberbläschen)
* **Ulkus der Lippen**: Karzinom, Syphilis

- **starke Pigmentation**: intestinale Polyposis
  (Peutz-Jeghers-Syndrom)
- **Schwellung der Lippen**: allergische Reaktionen
- **vermehrter Speichelfluss**: Medikamente, psychogen, Erkrankungen der Mundschleimhaut und der Zähne,
  systemische Erkrankungen
- **Mundtrockenheit**: Störung der Speicheldrüsen, z.B. nach OP,
  Traumen, Bestrahlung und beim Sicca-Syndrom
- **Foetor ex ore**: Entzündungen des Mund- und Rachenraumes,
  der Bronchien, der Lunge, Tumoren, Zenker-Divertikel, Diabetes
  mellitus, Lebererkrankungen, Urämie (→ **33**)
- **weißliche, netzförmige Flecken der Wangenschleimhaut**:
  pathognomonische Koplik-Flecken bei Masern
- **weißliche, fest haftende Plaques**: Leukoplakie (Präkanzerose)
- **weißliche, abwischbare Beläge mit rotem Saum**: Kandidose
  (Soor)
- **weißliche Ulzera mit rotem Saum**: Aphthen, Stomatitis
- **Schwellung, Rötung des Zahnfleisches**:
  Zahnfleischentzündung (Gingivitis)
- **Zahnfleischschwund**: Parodontose, Skorbut (Vit.-C-Mangel)
- **Zahnfleischsaum**: Vergiftungen (Blei, Quecksilber)
- **bräunliche Pigmentierung des Zahnfleisches**:
  M. Addison, Konstitution
- **Zahnfleischwucherung**: lokal = Epulis, bedingt durch Entzündungen, Tumoren, Medikamente, Leukämie
- **weißlicher Zungenbelag**: Nahrungskarenz, Leukoplakie, Soor
  (siehe oben)
- **glatte, hochrote Schleimhaut**: Glossitis
  (Anämien, Malabsorption, Antibiosen)

- **trockene Zunge**: Exsikkose (Austrocknung, Dehydratation)
- **Himbeerzunge**: pathognomonisches Zeichen des Scharlachs
- **Landkartenzunge**: harmlose Anomalie
- **vergrößerte Zunge**: Akromegalie, Down-Syndrom, Myxödem, Entzündung
- **Ulkus, Knoten der Zunge**: Karzinom
- **Abweichung der herausgestreckten Zunge**: Parese des N. hypoglossus
- **Schleim-, Eiterstraße der Rachenhinterwand**: bakterielle Pharyngitis
- **Schwellung, Rötung der Gaumenbögen**: virale Pharyngitis
- **Gaumensegellähmung**: Läsion der Hirnnerven IX und X (→ **139**)
- **vergrößerte, gerötete Tonsillen**: akute Tonsillitis, infektiöse Mononukleose (mit eitriger Angina, Exanthem, typischem Blutbild, nuchalen LK)
- **zerklüftete Tonsillen** (vergrößert oder verkleinert): chronische Tonsillitis
- **Nekrosen der Tonsillen**: Angina agranulocytotica
- **einseitiges Tonsillenulkus**: Karzinom, Plaut-Vincent-Angina
- **graue Membran auf Tonsillen**: Diphtherie
- **einseitige Schwellung, Rötung des Gaumenbogens**: Peritonsillarabszess

3.7   Untersuchung des Halses

3.7.1   Vorab

Bei der Untersuchung des Halses gilt besondere Beachtung der Symmetrie der Strukturen. Sicht- und tastbare Veränderungen müssen genauestens auf ihre Konsistenz, Größe und Verschieblichkeit gegenüber der Umgebung untersucht werden.

3.7.2 Spezielle Anamnese

- Einschränkung der Beweglichkeit
- Schmerzen (genaue Lokalisation?)
- Schwellungen (seit wann?)
- Schluckbeschwerden
- Heiserkeit
- Atmungsbehinderung (Stridor?)
- frühere Entzündungen
- frühere Operationen
- bekannte Schilddrüsenfunktionsstörungen

3.7.3 Inspektion

Vorgehen

Zur Prüfung der Beweglichkeit des Halses bleiben die Schultern unbewegt. Der Patient wird aufgefordert, verschiedene Kopfbewegungen zu vollziehen: Die normale Beweglichkeit des Halses ermöglicht, das Kinn auf die Brust zu legen und den Kopf soweit in den Nacken zu legen, dass die Decke sichtbar wird. Eine Seitwärtsneigung von 45 Grad nach beiden Seiten sollte ebenso wie eine Links- und Rechtsdrehung von 60 Grad möglich sein.

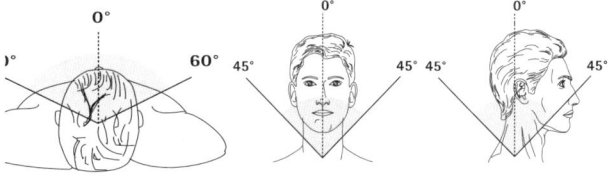

Befunde

- **Schiefhals** (Tortikollis): meist als Schonhaltung bei muskulärer Verspannung, Bandscheibenvorfall oder angeboren (Verkürzung des M. sternocleidomastoideus)
- **Nackensteifigkeit**: Meningitis, Subarachnoidalblutung, M. Bechterew
- **Tremor des Kopfes**: M. Parkinson
- **pulssynchrones Kopfnicken** (Musset-Zeichen): Aorteninsuffizienz
- **obere Einflussstauung** (Stokesscher Kragen): Mediastinalprozesse
- **auffällige Füllung der Halsvenen**: Einflussstauung bei (Rechts-) Herzinsuffizienz
- **solitäre Schwellungen**: Halszysten (lateral, medial), Lymphknotenvergrößerungen
- **sezernierende Stellen:** Fisteln
- **Schilddrüsenschwellungen**

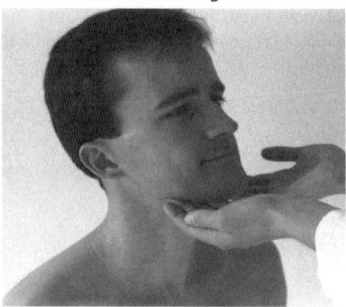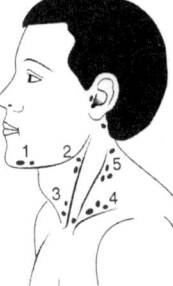

Abb.: Palpation der Lymphknoten des Kopfes

3.7.4 Palpation

Vorgehen (Lymphknoten)

Mit Zeige- und Mittelfinger wird beidhändig mit sanft kreisenden Bewegungen nach palpablen Lymphknoten gesucht, die sich unter physiologischen Bedingungen **nicht** abgrenzen lassen. Dabei ist stets in gleicher Reihenfolge vorzugehen.

Folgende Lymphknotenstationen sind dabei abzusuchen:

• nuchale LK
• retroaurikuläre LK
• präaurikuläre LK
• submentale LK
• submandibuläre LK
• parajuguläre LK
• supraklavikuläre LK
• infraklavikuläre LK

Hierbei ist auf Größe, Form, Konsistenz, Verschieblichkeit und Druckschmerzhaftigkeit einzelner oder konfluierender LK zu achten.

Befunde

• **druckschmerzhafte, derbe LK**: entzündliche Genese
• **nicht druckschmerzhafte, verbackene LK**: Neoplasien, postentzündlich
• **Vergrößerung**: Infektionen, Lymphome, Neoplasien

Vorgehen (Schilddrüse)

Die manuelle Untersuchung der Schilddrüse ist vergleichsweise schwierig. Dabei ist prinzipiell ein Vorgehen von ventral wie von dorsal möglich. Bei der weitaus sensibleren Methode der Untersuchung von dorsal wird der Patient aufgefordert, einen Schluck Wasser in den Mund zu nehmen. Dann legt der Untersucher beidseits Zeige-, Mittel- und Ringfinger lateral des Adamsapfels auf. Nun wird der Patient aufgefordert zu schlucken, wodurch die Schilddrüsenlappen unter den Fingerkuppen durchgleiten und so hinsichtlich Größe und knotigen Strukturen zu beurteilen sind. (Vorgang wiederholen!)

Befunde

- **diffuse Struma** (Struma = vergrößerte Schilddrüse): endemischer Kropf, Thyreoiditis (schmerzhaft!)
- **solitärer Knoten**: Zyste, Knoten unbestimmter Dignität
- **multiple Knoten**: Stoffwechselstörung

Stadieneinteilung der Schilddrüsenvergrößerung nach WHO	
Ia	Knoten palpabel
Ib	Struma nur bei Reklination des Kopfes sichtbar
II	Struma bei normaler Haltung sichtbar
III	Komplikationen: Atmungsbehinderung (Stridor), Schluckbeschwerden, Globusgefühl, Heiserkeit

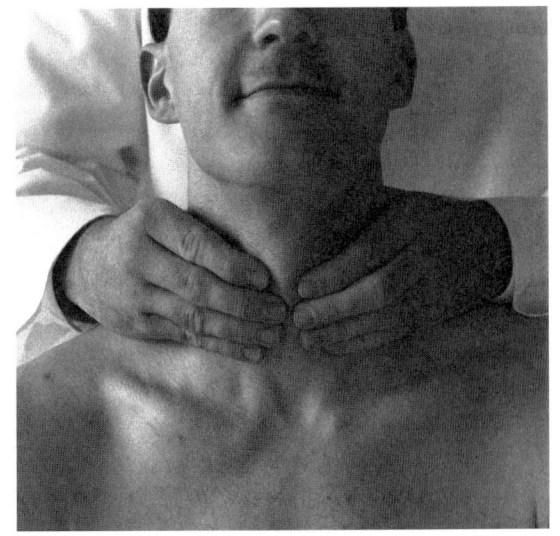

3.7.5 Auskultation

Vorgehen
Auskultierbar sind die Halsgefäße (siehe auch Gefäßsystem → **85**) hinsichtlich Stenosegeräuschen sowie die Schilddrüse, da sich hier (selten) das hyperthyreotisch bedingte systolisch-diastolische **„Nonnensausen"** finden lassen soll.

4.   Thorax

4.1   Vorab

Die Untersuchung des Thorax wird am unbekleideten Patienten in einem entsprechend erwärmtem Raum durchgeführt. Als Hilfsmittel dienen lediglich ein Stethoskop und die (erwärmten) Hände des Untersuchers. Die Vorgehensweise der Untersuchung ist - wie immer - von oben nach unten und stets seitenvergleichend (siehe Abbildung). Dabei wird der Patient von dorsal in sitzender, leicht gebeugter Haltung und von ventral sowie seitlich in liegender Position auskultiert. Eine Ausnahme bildet der dyspnoische Patient, der in leicht erhöhter Oberkörperhaltung untersucht werden muss (Einsatz der Atemhilfsmuskulatur).

4.2   Spezielle Topographie

Vorab ist es lohnenswert, sich noch einmal mit der speziellen Anatomie vertraut zu machen, um Befunde genauestens beschreiben zu können (siehe Abbildungen): Die Lungen bestehen rechts aus drei bzw. links aus zwei Lungenlappen. Dabei sind die oberen Lungenlappen primär von ventral (seitlich) und die unteren Lungenlappen von dorsal (seitlich) auskultierbar. Der mittlere Lappen (rechts) ist nicht von dorsal auskultierbar, weshalb so manche Mittellappenpneumonie ungehört bleibt.

Die Einteilung der Thoraxoberfläche erfolgt mittels folgender **Referenzlinien** (siehe Abbildung):

* Parasternallinie (**PSTL**) (verläuft entlang der lateralen Sternumkante)
* Medioklavikularlinie (**MKL**) (verläuft durch den Mittelpunkt der Klavikula)

- vordere Axillarlinie (**A**) (Verlängerung der Vorderkante des M. deltoideus)
- hintere Axillarlinie (**B**) (Verlängerung der Hinterkante des M. deltoideus)
- Skapularlinie (**SL**) (Verlängerung der unteren Skapulaspitze)
- Paravertebrallinie (**PVL**) (verläuft entlang der Seitenfortsätze der Wirbel)

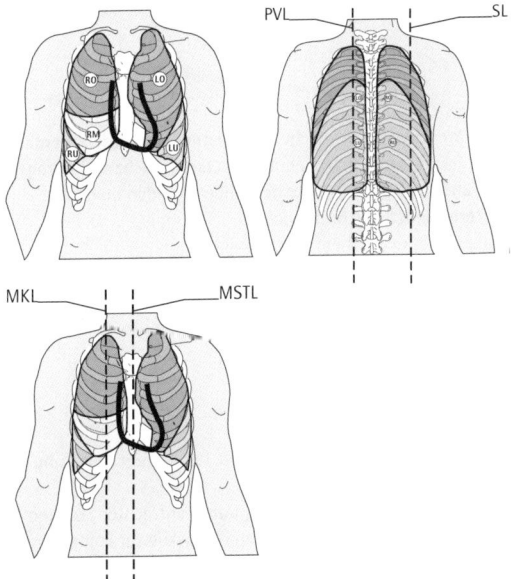

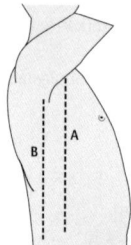 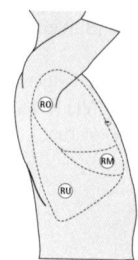 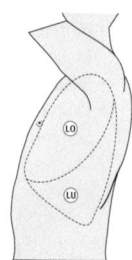

Die Orientierung, in welcher Ausbreitung auskultiert werden muss, fällt leicht, wenn man sich mit den **Lungen- bzw. Pleuragrenzen** anhand der Schnittpunkte der Rippen mit den obigen Referenzlinien vertraut macht:

- Lungenapex bis 4 cm supraklavikulär
- 4. Rippe Parasternallinie
- 6. Rippe Medioklavikularlinie
- 8. Rippe vordere und hintere Axillarlinie
- 10. Rippe Skapularlinie
- 11. Rippe Paravertebrallinie

4.3   Spezielle Anamnese

- Dyspnoe (Atemnot): insbesondere bei leichter Belastung (Treppensteigen), oder in Ruhe
- Orthopnoe: höchste Atemnot, nur in aufrechter Stellung und unter Zuhilfenahme der Atemhilfsmuskulatur kompensierbar

- Husten: Dauer, Produktivität, Zusammenhänge mit bestimmten Umständen, begleitende Symptome
- Auswurf: Menge, Farbe, Geruch, Konsistenz
- Hämoptyse ist das Aushusten oder Ausspucken blutigen Sputums
- Hämoptoe ist das Aushusten größerer Blutmengen, z.B. bei Gefäßverletzungen
- atemabhängige Schmerzen: Infektionen, Rippenfraktur, Interkostalneuralgie, Pleuritis (Pneumonie)
- atmungsunabhängige Schmerzen: Rippen-, Wirbelfraktur
- Nikotin: Art, Menge, Dauer
- Allergien
- Asthma bronchiale
- chronische Bronchitis
- Infektion, Fieber
- berufliche Belastung: Stäube, Dämpfe, Gase, Asbest
- frühere Lungenerkrankungen: Pneumonie, Bronchitiden, Thoraxtraumen, Tbc, Embolien
- frühere Thorax-, Lungenoperationen

4.4 Inspektion

Vorgehen

Vor der Untersuchung der Lungen muss der Untersucher sich ein Bild des knöchernen Thorax machen, da evtl. Thoraxdeformitäten die Beurteilbarkeit der Lungenfunktion (Herz!) erheblich einschränken. Darüber hinaus muss die Atemexkursion genauestens beobachtet werden. Hierbei sind von besonderem Interesse: ungleichmäßige Thoraxbewegungen (Nachschleppen einer Seite), Körperhaltung (Einsatz der Atemhilfsmuskulatur) sowie der Atemrhythmus.

Befunde

- **Kyphoskoliose**: Thoraxdeformität durch Wirbelsäulen-
  verbiegungen, Kyphose = in frontaler Ebene,
  Skoliose = in seitlicher Ebene (→ 114)
- **Fassthorax**: Emphysem
- **Trichterbrust** (Pectus excavatum):
  Eindellung des unteren Sternums, meist angeboren
- **Hühnerbrust** (Pectus carinatum,
  Kielbrust): Sternum ragt wie ein
  Kiel hervor, meist Folge einer
  stattgehabten Rachitis
- **seitenungleiche Atemexkursion**:
  schmerzhafte Bewegungsein-
  schränkung (Pneumonie, Pleuritis,
  Rippenfraktur, Neuralgie)
- **Tachypnoe** (> 20 Atemzüge, min):
  Aufregung, Anstrengung, Fieber,
  Lungenerkrankungen

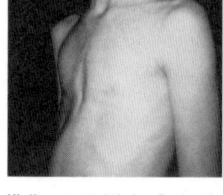

Kielbrust, 10-jährige Patientin
[IMPP-Prüfungsabbildung]

- **Bradypnoe**
  (< 10 Atemexkursionen, min):
  Medikamente (Drogen!), ZNS-Erkrankungen,
  Hirndrucksteigerung jeglicher Genese
- **Hyperventilation** (beschleunigte und vertiefte Atmung):
  Erregung, Anstrengung, Hypoxie
- **Hypoventilation** (verlangsamte und flache Atmung):
  ZNS-Erkrankungen, medikamentöse Dämpfung,
  Stoffwechselentgleisung
- **Biotsche Atmung**: unregelmäßige, terminale Schnappatmung,
  Hirntraumen, Hirndruckerhöhung

- **Cheyne-Stokes-Atmung**: periodisches An- und Abschwellen der Atemtiefe, Hirnschädigung, Medikamente (Drogen!), Herzinsuffizienz
- **Kussmaul-Atmung**: vertiefte Atmung unregelmäßiger Frequenz, Stoffwechselentgleisung

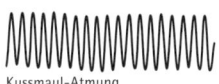

normale Atmung (14-20/min)

Tachypnoe

Kussmaul-Atmung

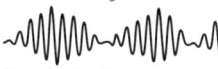

Cheyne-Stokes-Atmung

Biot-Atmung

4.5 Palpation

Vorgehen

Zunächst Untersuchung des knöchernen Thorax. Dabei darf man nicht scheuen, den Thorax seitlich kräftigst zusammenzudrücken, um damit z.B. Rippenfrakturen (schmerzhaftes Knochenreiben) aufzudecken. Anschließend systematische Suche nach Lymphknoten. Zunächst supraklavikulär, wobei alle Finger eingesetzt werden und nach Art einer Klavierpartitur untersucht wird. Die meist schmerzhafte axilläre Lymphknotensuche wird stehend und von dorsal durchgeführt. Der Untersucher tastet mit ausgestreckter Hand von unten nach oben in die Axilla greifend. Die Arme des Patienten müssen dabei locker herabhängen.

Der sogenannte **Stimmfremitus** beinhaltet die tastbaren Schwingungen der Thoraxwand, die beim Sprechen mit besonders tiefer Stimme („sprich 99") entstehen. Hierdurch lassen sich lokale gewebliche Veränderungen der Lungen grob beurteilen. Die Hände des Untersuchers werden (siehe Foto) dabei symmetrisch dorsal beidseits der Wirbelsäule mit gespreizten Fingern locker aufgelegt. Während der Patient wiederholt „99" spricht, rücken die Hände gleichmäßig in Intervallen von kranial nach kaudal.

Befunde

- **ungleichmäßige Atemexkursionen**: Infiltrate, Neuralgien, Frakturen, maligne Prozesse
- **Thoraxkompressionsschmerz**: umschriebene Hautläsion, Interkostalneuralgie, Rippenfraktur, Knochen-Tu, M. Bechterew
- **knisternde Hautareale**: Hautemphysem
- **supraklavikuläre LK-Vergrößerung**: auf der linken Seite spricht man von der sog. **Virchow-Drüse**, diese ist typischerweise bei abdominellen und thorakalen Prozessen vergrößert
- **axilläre LK-Vergrößerung** einseitig: lokale Entzündungen, Mamma-Prozesse, thorakale Neoplasien
- **axilläre LK-Vergrößerung** beidseitig: systemische (lymphatische oder infektiöse) Erkrankungen
- **verminderter Fremitus**: Pleuraerguss, Pneumothorax, Bronchusstenose (-verschluss)
- **verstärkter Fremitus**: Pneumonie (Infiltrat)

4.6 Perkussion

Vorgehen

Bei der Perkussion (→ 21) werden im wesentlichen drei **Schallqualitäten** differenziert: der **sonore Schall** (entspricht der normalen Schallqualität der Lunge), der **gedämpfte Schall** (hört sich wie Perkussion des Oberschenkels an) und der **hypersonore Schall** (klingt wie das Perkutieren der aufgeblähten Wange). Allerdings gilt einschränkend, dass selbst bei kräftiger Perkussion lediglich eine Gewebetiefe bis zu 5-6 cm beurteilt werden kann. Das bedeutet, dass bei zentralen Prozessen wie auch bei ausgeprägter Adipositas nur eine eingeschränkte oder gar keine Beurteilung möglich ist

Befunde
- **sonorer Klopfschall**: normales Lungengewebe
- **gedämpfter Klopfschall**: Pleuraerguss, Pleuraschwarte, Lungeninfiltrat, Atelektase, Leber
- **hypersonor**: Emphysem, Pneumothorax
- **metallisch (amphorisch)**: über Lungenkavernen

Tipp: *Bei der Perkussion ist auf eine sorgfältige Lagerung des Patienten zu achten. Liegt z. B. eine Thoraxseite des Patienten der Matratze oder der Bettdecke an, kann hierdurch die Schallresorption (und damit die Schallübertragung) verändert werden.*

4.7 Auskultation

Vorgehen

Die Auskultation untersucht die atmungsbedingte Luftbewegung, die sich im Bronchialsystem vollzieht. Die so hörbaren **Strömungen** werden **Atemgeräusche** genannt. Daneben können durch pathologische Behinderungen der Atemgänge Nebengeräusche (**Rasselgeräusche**) hörbar werden. All diese Geräuschphänomene sind (meistens) nur bei vertiefter Atmung mit offenem Mund (Vermeidung von oropharyngealen Begleitgeräuschen) zu vernehmen. Wie üblich, wird von oben nach unten und stets seitenvergleichend untersucht. Es sollten also nie verschiedene Stellen einer Lunge miteinander verglichen werden (Pneumothorax etc. → **66**).

Tipp: *Die Auskultation der Lunge darf nicht allein von dorsal erfolgen, da hierdurch der nur von ventral und lateral auskultierbare Mittellappen übergangen wird (s. oben)*

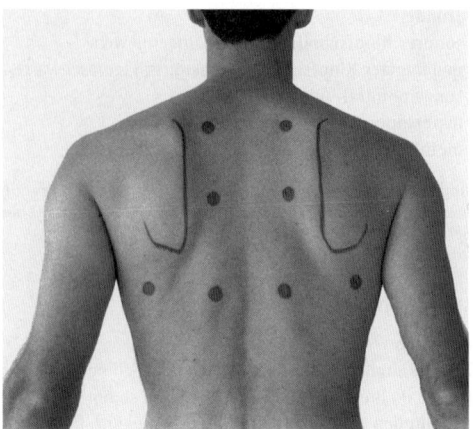

Befunde

- **verlängerte Exspiration**: obstruktive Ventilationsstörungen
- **abgeschwächtes, aufgehobenes Atemgeräusch**:
  Pleuraergüsse, Pleuraschwarten, Atelektasen, Pneumothorax!
- **amphorisches Atemgeräusch**: über Kavernen
- **Lederknarren** (knisterndes Pleurareiben): Pleuritis
- **Giemen, Brummen, Pfeifen** (keine einheitliche Nomenklatur!):
  obstruktive Ventilationsstörungen
- **Röcheln, Blubbern**: massiver Sekretstau bei Lungenödem

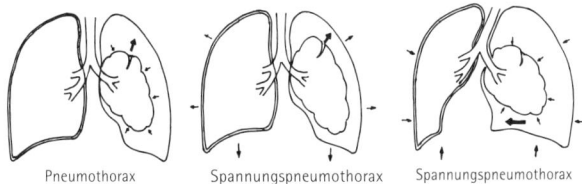

Pneumothorax   Spannungspneumothorax   Spannungspneumothorax
                  bei Inspiration   bei Exspiration

Rasselgeräusche (sog. Rg's; Cave: auch hier keine eindeutige
Nomenklatur!):
- **trocken**: Bronchitis (bedingt durch zähen Schleim)
- **feucht, feinblasig**: Flüssigkeitsstau in kleineren Bronchien
- **feucht, grobblasig**: Flüssigkeitsstau in großen Bronchien
- **ohrnah**: u.a. bei Infiltraten (Pneumonie)
- **ohrfern**: Stauungsprozess bei Herzinsuffizienz

5.   Herz, Gefäßsystem

5.1   Untersuchung des Herzens

5.1.1   Vorab

Voraussetzung für eine Untersuchung des Herzens ist eine
besonders ruhige Umgebung. Der Patient wird bei entblößtem
Oberkörper zunächst im Liegen untersucht (bei Dyspnoe halb
sitzend). Der Untersucher sitzt neben dem Patienten.
Zur Auskultation ist es empfehlenswert, zusätzlich in
Linksseitenlage (Apex näher an Brustwand) und sitzender,
leicht **vorgebeugter Haltung** (Herzbasis näher an Brustwand –
besonders geeignet zur Aortenklappenbeurteilung) zu
untersuchen.
Als **Hilfsmittel** der Herzuntersuchung dienen lediglich das
Stethoskop und das Blutdruckmessgerät.

5.1.2   Spezielle Topographie

Vor der Untersuchung sollte man sich noch einmal die genaue
Lage des Herzens im Thorax und seine **Projektion auf die
Brustwand** (siehe Foto) vergegenwärtigen:

• Vorderfläche: v.a. rechter Ventrikel (substernal),
  rechter Vorhof, linke Kammer
• rechts randbildend: rechter Vorhof, oberhalb V. cava
• links randbildend: linke Kammer, oberhalb linker Vorhof,
  darüber A. pulmonalis, Aorta
• Hinterfläche: v.a. linker Vorhof, linker Ventrikel (rechter Vorhof)
• Unterfläche: v.a. linke Kammer
• Herzbasis: (Abgangs-, Mündungsstelle der großen Gefäße) liegt
  unter Angulus sterni

- Herzspitze (Apex): fünfter ICR medioklavikulär links

5.1.3 Spezielle Anamnese
- Luftnot (unter welchen Bedingungen?)
- Brustschmerzen (Lokalisation, Ausstrahlung, Auslöser)
- Müdigkeit, Schwäche
- Schwindel, Synkopen
- Herzklopfen
- Ödeme (genaue Lokalisation)
- arteriosklerotische Risikofaktoren (Bluthochdruck, Diab. mell., Nikotinabusus, Hypercholesterinämie, Hyperurikämie)
- frühere Herzerkrankungen (Vitien, Herzinfarkt, Endokarditis, Myokarditis)
- frühere Untersuchungen (EKG, Ergometrie, Echo, Koronarangiographie etc.)

5.1.4 Inspektion

Vorgehen

Die Inspektion dient vor allem der Suche nach (indirekten) Hinweisen auf eine gestörte Herztätigkeit und deren begleitende Ursachen.

Besondere Beachtung gilt der (Hals-)Venenfüllung. Anhand der **Jugularvenenfüllung** lässt sich der zentrale Venendruck als Maßstab der Rechtsherzfunktion abschätzen. Steigt der Vorhofdruck z.B. aufgrund einer Rechtsherzinsuffizienz an, so zeigt sich auch eine stärkere Füllung der Jugularvenen. Normalerweise ist beim liegenden (Kopfende leicht erhöht!) Patienten die V. jugularis externa nur bis zum Unterrand des Sternokleidomastoideus sichtbar (entspricht ZVD von ca. 3–5 cm H_2O). Bei steigendem ZVD wandert die Venenfüllung - allerdings meist sichtbar - über den Muskelrand hinweg bis zum Kieferwinkel. (Bewertung nicht bei COLD-Patienten möglich.)

Befunde
- **Dyspnoe, Orthopnoe**
- **Zyanose**: peripher, zentral
- **„Mitralbäckchen"**: Zyanosezeichen bei Mitralvitien
- **Ödeme**: z.B. Unterschenkelödem, Anasarka (ausgedehntes lagerungsabhängiges Ödem), Zeichen der Rechtsherzinsuffizienz
- **Trommelschlegelfinger**: Zeichen chronischer Hypoxie
- **Uhrglasnägel**: siehe oben
- **Pulsationen der Halsvenen**: Trikuspidalinsuffizienz
- **Herzbuckel** (Voussure): Vorwölbung der gesamten Herzgegend bei angeborenem Vitium
- **erhöhte Jugularvenenfüllung**: Rechtsherzinsuffizienz, Stenosierung, Kompression der V. cava superior, Perikarderguss

5.1.5   Palpation

Vorgehen

Die wichtigste und einfachste Maßnahme zur Beurteilung der Herz- und Kreislauffunktion ist das Tasten des **Radialispulses**. Dieser gibt Auskunft über den Rhythmus, die Intensität (Amplitude) und die Frequenz des Patienten.

Palpatorisch beurteilbar ist auch der **Herzspitzenstoß** (normal fünfter ICR medioklavikulär links tastbar). Dieser gibt einen Eindruck über die Größe des Herzens. Dazu legt man die flache Hand auf das entsprechende Areal, tastet die genaue Lokalisation und fühlt mit zwei Fingern nach.

Befunde (s. auch Palpation des Gefäßsystems → **90**)

- **hochfrequenter, schwacher Puls**: Volumenmangel, Kreislauf-schock (Zentralisation - Karotiden tasten!)
- **Pulsus paradoxus**: (Abnahme der Amplitude bei Inspiration), Pericarditis constrictiva
- **Pulsus alternans**: wechselnde Amplituden bei Herzinsuffizienz
- **Pulsus celer et altus**: (erhöhter Druck bei raschem Anstieg und raschem Abfall) Aorteninsuffizienz, gesteigerter Sympathikotonus, Fieber, Anämie, Hyperthyreose
- **Pulsus parvus et tardus**: (niedriger Druck bei verzögertem Anstieg und verbreitertem Gipfel) Aortenstenose, vermindertes Herzzeitvolumen
- **dikroter (doppelgipfliger) Puls**: Fieber, Aorteninsuffizienz
- **Arrhythmien**
- **Pulsdefizit**: Ausfall eines einzelnen Pulsschlags der A. radialis, d.h. Differenz zwischen Radialispuls und auskultierter Herzschlagfrequenz bei absoluter Arrhythmie, Bigeminus
- **Seitenunterschied Radialispuls**: Gefäßstenosierungen unterschiedlicher Genese (thoracic outlet syndrome), aber keine ursächliche Herzschädigung
- **Schwirren in der Herzgegend**: Aortenstenose, Ventrikelseptumdefekt
- **Pulsationen am unteren Sternalrand**: Hypertrophie des rechten Ventrikels
- **epigastrische Pulsationen**: unspezifisch, meist fortgeleitete Pulsationen der Aorta
- **hebender Herzspitzenstoß**: Linksherzhypertrophie
- **verbreiterter, linksverlagerter Herzspitzenstoß**: Linksherzhypertrophie

5.1.6 Perkussion

Vorgehen

Mittels Perkussion lassen sich an der vorderen Brustwand die Herzgrenzen bestimmen. Dabei wird üblicherweise zwischen **relativer Herzdämpfung** (z.T. durch Lungenflügel überlagert) und **absoluter Herzdämpfung** (der Brustwand unmittelbar anliegender Teil des Herzens) unterschieden. In der Praxis ist diese Methode aufgrund ihrer geringen Genauigkeit und insbesondere wegen alternativer bildgebender Untersuchungsverfahren (Röntgen-Thorax, Echokardiographie etc.) weitgehend verdrängt.

5.1.7 Auskultation

Vorgehen

Unter **Herztönen** versteht man Schwingungen, die an Klappen und an der Muskelmasse des Herzens durch die schlagartige Strömungsveränderung des Blutes entstehen.
Physiologischerweise unterscheidet man dabei zwei Herztöne: Der **erste Herzton** entsteht durch den Schluss der Mitral- und Trikuspidalklappe. Der **zweite Herzton** wird durch Schluss der Aorten- und Pulmonalklappe hervorgerufen.

Als **Herzgeräusche** werden akustische Phänomene bezeichnet, die sich durch Veränderungen der natürlichen Strombahn entwickeln. Dabei differenziert man:
• **organische Herzgeräusche**: Klappenfehler (Stenosen, Insuffizienzen), Shunts
• **funktionelle Herzgeräusche**: ohne erkennbare Defizite, häufig bedingt durch gesteigerte Strömungsgeschwindigkeit bei Anämie, Fieber, Anstrengung, Hyperthyreose

- **akzidentelle Herzgeräusche**: ohne erkennbare Ursache, z.T. lageabhängig, insbesondere bei Kindern und Leptosomen

Zur Charakterisierung der Herztöne und Herzgeräusche bestimmt man:
- Herzfrequenz und -rhythmus
- Phase der Herzaktion (systolisch, diastolisch)
- Lautheit des Geräusches (siehe unten)
- den Ort der größten Lautheit (Punctum maximum)
- die Fortleitung (in die Karotiden, in die Axillen)
- begleitende Geräusche

Zur genaueren Beschreibung pathologischer **Herzgeräusche** ist deren **Lautheit** klassifiziert worden:

1/6	sehr leise, nur vom Geübten zu hören
2/6	leises, aber gut hörbares Geräusch
3/6	mittellautes Geräusch
4/6	lautes Geräusch (durch die über dem Herzen aufgelegte Hand auskultierbar)
5/6	sehr lautes Geräusch (noch am Handgelenk auskultierbar)
6/6	ohne Stethoskop zu hören (mit Schwirren verbunden)

Die einzelnen Herztöne und Herzgeräusche der verschiedenen Herzklappen werden unterschiedlich auf die Brustwand projiziert, daher sollte man sich folgende **Auskultationszonen** einprägen und stets in gleicher Abfolge untersuchen (siehe Abbildung):
- **Aortenklappe:** zweiter ICR (Interkostalraum) rechts des Sternums

- **Pulmonalklappe:** zweiter ICR links des Sternums
- **Trikuspidalklappe:** vierter ICR rechts des Sternums
- **Mitralklappe:** fünfter ICR in der Medioklavikularlinie links
- **Erb-Punkt:** dritter ICR links parasternal

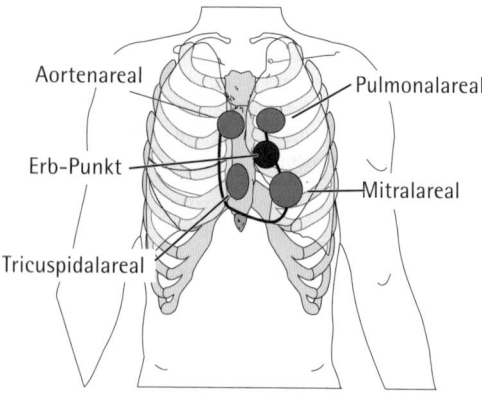

Aortenareal

Pulmonalareal

Erb-Punkt

Mitralareal

Tricuspidalareal

Befunde
- **lauter (paukender) 1. Herzton**: Mitralstenose, Hypertonie, erhöhte Herzfrequenz
- **gespaltener 1. Herzton**: Rechtsschenkelblock, ventrikuläre Extrasystolen
- **leiser 1. Herzton**: Mitralinsuffizienz, Herzinsuffizienz
- **lauter 2. Herzton**: Hypertonus, pulmonale Hypertonie
- **gespaltener 2. Herzton**: physiologisch bei Inspiration, Schenkelblock, Mitralinsuffizienz, Pulmonalstenose, Vorhofseptumdefekt

- **leiser 2. Herzton**: Aortenstenose, Pulmonalstenose
- **3. Herzton**: Linksherzinsuffizienz Erwachsener, bei Kindern physiologisch, Aorteninsuffizienz, Mitralinsuffizienz, Trikuspidalinsuffizienz
- **4. Herzton**: Linksherzinsuffizienz, Aortenstenose, Myokardinfarkt, Hypertonus
- **Mitralöffnungston** (protodiastolisch, hochfrequent): Mitralstenose
- **Perikardton** (protodiastolischer Extraton): Perikardverkalkungen, Perikardergüsse
- **Perikardreiben**: Perikarditis, Herzinfarkt
- **Maschinengeräusch**: systolisch-diastolisches Geräusch bei offenem Ductus arteriosus Botalli
- **Ejection click** (frühsystolischer Austreibungston): Aortenstenose, Pulmonalstenose
- **kontinuierliche Geräusche**: offener Ductus arteriosus Botalli (siehe Maschinengeräusch), aortopulmonale Fistel, Perikardreiben

Herzgeräusche bei bestimmten Klappenfehlern:

- **Aortenstenose**: leiser 2. Herzton (verspätet), spindelförmiges Austreibungsgeräusch, Fortleitung in die Karotiden, P.M. über Erb, Schwirren über Aortenregion, Ejection click, Pulsus tardus et parvus
- **Aorteninsuffizienz**: 2. Herzton schwach bis fehlend, diastolisches hochfrequentes Decrescendogeräusch, P.M. Aortenregion und Erb, Wasserhammerpuls, sichtbarer Karotidenpuls (Musset-Zeichen)

- **Mitralstenose**: paukender 1. Herzton, Mitralöffnungston (MÖT), diastolisches Decrescendogeräusch, P.M. Mitralregion
- **Mitralinsuffizienz**: leiser 1. Herzton, eventuell 3. Herzton, bandförmiges Systolikum (gießend), P.M. Herzspitze, Fortleitung in Axilla
- **Pulmonalstenose**: systolisches Austreibungsgeräusch, Spaltung 2. Herzton, P.M. Pulmonalregion, Ejection click
- **Trikuspidalinsuffizienz**: holosystolisches, bandförmiges Geräusch, P.M. unterer Sternalrand links
- **Aortenisthmusstenose**: systolisch-diastolisches Geräusch, P.M. 5. ICR parasternal links und im Rücken
- **Ventrikelseptumdefekt**: holosystolisches spindelförmiges Geräusch, laute Herztöne, 2. Herzton gespalten, P.M. 3. ICR links, tastbares Schwirren

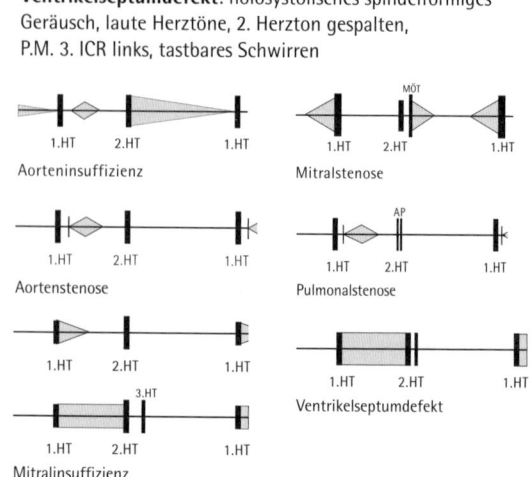

Aorteninsuffizienz

Mitralstenose

Aortenstenose

Pulmonalstenose

Mitralinsuffizienz

Ventrikelseptumdefekt

5.2   Untersuchung des Gefäßsystems

5.2.1   Vorab

Untersucht wird der bis auf die Genitalregion völlig entkleidete Patient im Liegen. Einzig die Untersuchung der Venen (Varizen) erfolgt aufgrund der stärkeren Auffüllung im Stehen.

Als Hilfsmittel dienen:

• Stethoskop
• Pulsuhr
• Maßband
• Blutdruckmessgerät

5.2.2   Spezielle Anamnese

• **Schmerzen**: Lokalisation (einseitig, beidseitig), akut, allmählich, Dauer, Lagerungsabhängigkeit (Besserung bei herabhängenden - AVK - oder hochgelagerten - CVI - Beinen; AVK = arterielle Verschlusskrankheit, CVI = chronisch venöse Insuffizienz), Ruhe- oder Belastungsschmerz, Temperaturabhängigkeit
• **Gehstrecke**: schmerzfreie Gehstrecke in Metern (siehe pAVK-Stadieneinteilung)
• **häutiges Kältegefühl**: insbesondere an Händen und Füßen, kombiniert mit starken Schmerzen, blassen oder lividen Verfärbungen (Raynaud)
• **Neigung zu Schwellungen der Beine**: chronisch venöse Insuffizienz (CVI) (einseitig!), Herzinsuffizienz (beidseitig!)
• **betonte Schweißneigung** der Hände oder Füße: M. Raynaud
• **Störung der Sensibilität, Motorik**: Stadium IV der pAVK, Diabetes

- **Impotenz**: Leriche-Syndrom (arterielle Verschlusskrankheit der Aa. iliacae communes im Bereich der Aortenbifurkation)
- **trophische Störungen**
- **Risikofaktoren der Arteriosklerose**: Nikotin (Menge!), Diabetes mell., Hypercholesterinämie, arterielle Hypertonie etc.
- **Risikofaktoren für Venenthrombosen**: Immobilität, Trauma, Operation, maligne Grunderkrankung, Paresen, Hormonbehandlungen, Virchow Trias

Virchow Trias	
1.	Veränderungen der Gefäßwand
2.	Veränderungen des Blutstroms
3.	Veränderung der Blutzusammensetzung

- **frühere Gefäßerkrankungen**: akute Gefäßverschlüsse, Thrombosen, Embolien etc.
- **frühere Gefäßoperationen**
- **Begleiterkrankungen**: Herzrhythmusstörungen (insbesondere absolute Arrhythmie), maligne Grunderkrankungen, KHK etc.

Stadien der peripheren arteriellen Verschlusskrankheit (pAVK) nach Fontaine

Stadium	Klinik
I	asymptomatische Gefäßstenosen
II IIa IIb	Claudicatio intermittens bei Gehstrecke > 200 m bei Gehstrecke < 200 m
III	Ruheschmerz
IV	Nekrose, Gangrän

Klinik des akuten arteriellen Gefäßverschlusses
(berühmte 6 „P": pain, pulslesness, palor, paresthesia, paralysis, prostration)

• Schmerzen
• Pulslosigkeit
• Blässe
• niedrige Hauttemperatur
• Parästhesien (Kribbelgefühl)
• Taubheitsgefühl

5.2.3 Inspektion

Vorgehen
Zur Beurteilung von Durchblutungsstörungen muss immer seiten-vergleichend geprüft werden. Besondere Aufmerksamkeit gilt zunächst der Betrachtung der Haut und der Hautanhangsgebilde: eine blasse, livide, marmorierte, glänzende und stark pigmentierte Haut sowie die Struktur der erkennbaren Venen geben wichtige diagnostische Hinweise. Suche nach trophischen Störungen, Umfangsdifferenzen.

Zur einfachen Prüfung der Gefäßfunktion dienen folgende Tests:
• **Ratschow-Lagerungsprobe:** liegender Patient hebt Beine senkrecht an, bewegt Füße 2 Minuten lang dorsal- und plantarwärts im Sekundenrhythmus, anschließend setzt sich der Patient auf und lässt Beine herabhängen, physiologisch innerhalb 5 - 10 Sek. Fußrötung und sichtbare Venenfüllung
• **Faustschlussprobe:** an erhobenen Armen des Patienten komprimiert der Untersucher beidseitig die A. radialis, dann Aufforderung zu 30 x Faustschluss, anschließend

Herunterhängen der Arme: physiologisch rasche Rötung und
Venenfüllung

Weitere Funktionstests des Gefäßsystems:
- **Bestimmung der Gehstrecke**: Bestimmung der schmerzfreien
Gehstrecke entweder bei normalem Schritttempo mit
Schrittzähler oder genauer auf Laufband (standardisiert mit
12% Steigung und 3 km/h Laufbandgeschwindigkeit)
- **Adson-Test**: Tasten des Radialispulses bei Elevation des Armes
und Reklination sowie Seitwärtsneigung des Kopfes zur
Gegenseite (positiv bei Verschwinden des Radialispulses)
- **Allen-Test**: positiv bei Abblassen der Hand unter Kompression
der A. radialis oder A. ulnaris
- **Trendelenburg-Test**: Test zur Beurteilung der Klappensuffizienz
der Vv. perforantes und der V. saphena magna. Dazu wird die
Venenfüllung nach Leerstreichen und anschließender Stauung in
der Leiste beim stehenden Patienten beurteilt

Befunde
- **pathologische Ratschow-Lagerungsprobe**:
(Durchblutungsstörung der unteren Extremitäten) dabei kommt
es zu Schmerzen und deutlicher Abblassung (evtl. Abbruch)
während der Übung, anschließend verzögerte Fußrötung und
verzögerte Venenfüllung
- **pathologische Faustschlussprobe**: (Durchblutungsstörung der
oberen Extremitäten) deutlich schmerzhaftes Abblassen der
Hände, anschließend verzögerte, fleckförmige Rötung der Hände
- **pathologischer Adson-Test**: Thoracic-outlet-Syndrom
(Halsrippe, Verengung der Skalenuslücke, komprimierende
Neoplasien)

- **Einschränkung der Gehstrecke**: siehe Stadien der pAVK, Störungen des Bewegungsapparates
- **pathologischer Allen-Test**: Verschluss der A. radialis und /oder der A. ulnaris
- **pathologischer Trendelenburg-Test**: Venenklappeninsuffizienz (Varicosis)
- **blasse Haut**: akuter Gefäßverschluss, pAVK, M. Raynaud, Schock, Anämie
- **gerötete Haut**: Entzündungen (Erysipel u.a.), Dermatosen, tiefe Venenthrombose, oberflächliche Thrombophlebitis, Lymphadenitis
- **marmorierte, zyanotische Haut**: akuter art. Gefäßverschluss, pAVK, chronisch venöse Insuffizienz, Vasospasmus
- **braune, pigmentierte Haut**: Dermatosen, Stauungsödem bei Herzinsuffizienz, postthrombotisches Syndrom, chronisch venöse Insuffizienz
- **trophische Störungen** (Ulzera): pAVK Stadium IV (Zehen, Fußballen, Schienbein), Diabetes mellitus (Fußsohle), chronisch venöse Insuffizienz (über Fußknöcheln), Dekubitus (über Steiß, Fersen, Ellbogen) bei dauerhaft immobilisierten Patienten, Polyneuropathie
- **trophische Störungen** (Gangrän = ischämische Nekrose mit Autolyse des Gewebes): pAVK Stadium IV, Diabetes mellitus (Mal perforans), Erfrierungen, Verbrennungen, M. Raynaud, Thrombangiitis obliterans

5.2.4   Palpation

Vorgehen

Die Arterienpalpation soll in warmen Räumlichkeiten erfolgen. Getastet wird durch leichten, das Gefäß nicht komprimierenden Andruck des zweiten und dritten Fingers. Zu achten sind dabei auf die Stärke und die Frequenz der Pulsationen, Wandverhärtungen, Schlängelungen und Schwirren des Gefäßes. Zur Kontrolle kann zwischenzeitlich der eigene Radialispuls getastet werden. Folgende Puls-Palpationsstellen (Arterien) sollten untersucht werden (siehe Abbildung):

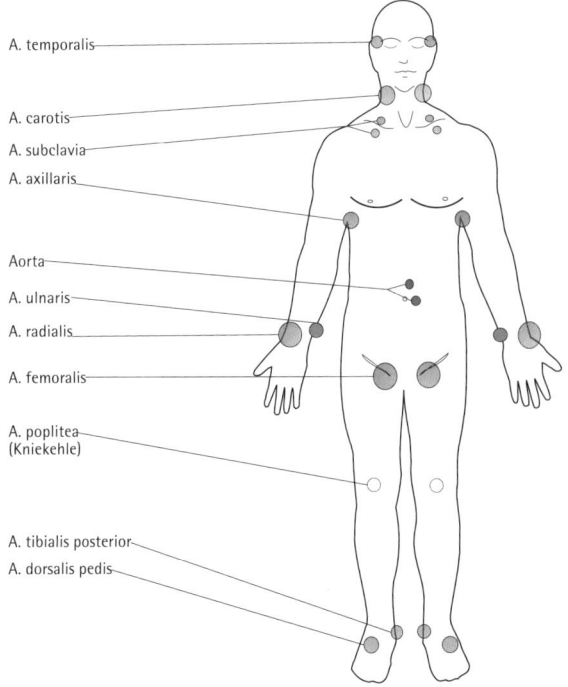

A. temporalis

A. carotis

A. subclavia

A. axillaris

Aorta

A. ulnaris

A. radialis

A. femoralis

A. poplitea
(Kniekehle)

A. tibialis posterior

A. dorsalis pedis

Palpationsstellen der arteriellen Pulse

Weiterhin sind die Hauttemperatur, die Hautbeschaffenheit (Ödeme), die Druckschmerzhaftigkeit bestimmter Areale und die Umfänge der Extremitäten mittels des Maßbandes zu beurteilen. (Speziellere Untersuchungen - wie die Doppler-Ultraschalltechnik - siehe Lehrbücher der Angiologie, Gefäßchirurgie!)

Aus der Reihe der unzähligen **Thrombosezeichen** sind die drei folgenden Tests nützlich zu merken:

- **Homans-Zeichen**: bei passiver Dorsalflexion des Fußes deutlicher Wadenschmerz
- **Meyer-Zeichen**: deutlicher Schmerz bei Streichen entlang der Tibiakante
- **Payr-Zeichen**: Schmerz (auch in der Wade) bei Druck auf die Fußsohle

Befunde (→ 78)

Pulsqualitäten		
Frequenz	frequens	rarus
Regelmäßigkeit	regularis	irregularis: - respirator. Arrhythmie - Extrasystolie - absolute Arrhythmie
Härte	durus (hoher systolischer Druck)	mollis (niedriger systolischer Druck)
Druckamplitude	magnus (altus)	parvus
Celerität (Geschwindigkeit eines Pulsablaufs)	celer	tardus

- **schwacher Puls**: Hypotonie, Schock, Gefäßstenose, Gefäßkompression, begleitende Gewebsschwellung

- **fehlender Puls**: Gefäßverschluss, Gefäßruptur, Asystolie, Kammerflimmern
- **Pulsus altus**: Aorteninsuffizienz
- **Pulsus parvus**: Aorten- und Mitralstenose
- **Pulsus celer** (schnellender Puls): rascher Anstieg, schnelles Absinken, z.B. bei Aorteninsuffizienz, Tachykardie bei Anämie, Hyperthyreose, Fieber
- **Pulsus tardus** (langsam): träger Druckanstieg, z.B. bei Aortenstenose, Hypothyreose, Medikamente
- **Pulsus paradoxus**: Abnahme der Pulsamplitude bei Inspiration, tritt bei Pericarditis constrictiva auf
- **Pulsus alternans**: bei jedem zweiten Herzschlag geringeres Schlagvolumen, z.B. bei Herzinsuffizienz, absoluter Arrhythmie
- **doppelgipfliger Puls**: Tachykardie, Fieber, Arteriosklerose
- **respiratorische Arrhythmie**: bei Inspiration Frequenzsteigerung, bei Exspiration Frequenzabnahme, ohne pathologische Bedeutung
- **absolute Arrhythmie**: ohne jede Regelmäßigkeit, eventuell mit Pulsdefizit, bei Vorhofflimmern, Herzinsuffizienz, Hyperthyreose, Mitralstenose etc.
- **kalte Haut** (Extremität): pAVK, akuter Gefäßverschluss
- **überwärmte Haut** (Extremität): Erysipel, Phlegmone, Thrombophlebitis, Lymphangitis, Thrombose
- **Umfangsdifferenz**: tiefe Beinvenenthrombose, Phlegmasia coerulea dolens (fulminante tiefe Beinvenenthrombose, d.h. Verschluss aller Beinvenen mit daraus folgender arterieller Minderversorgung), pAVK, Stauungsprozesse diverser Genese
- **Ödeme**: chronisch venöse Insuffizienz, Herzinsuffizienz, Medikamente, Niereninsuffizienz, Lymphödem

- **geschwollene, hervortretende Gefäße**: Thrombophlebitis (Entzündung der Venen, meist der oberflächlichen Beinvenen), Arteriitis temporalis
- **Homans-, Meyer-, Payr-Zeichen positiv**: Verdacht auf eine tiefe Beinvenenthrombose

5.2.5 Auskultation

Vorgehen

Die Auskultation der Gefäße dient der Erfassung von Stenosegeräuschen, die zumeist einen rauhen, schabenden Charakter aufweisen. Dabei ist darauf zu achten, das Stethoskop nicht zu fest über dem entsprechenden Gefäß aufzudrücken, um nicht falsch-negative Befunde zu erheben. Stets seitenvergleichend folgende Gefäße und Regionen auskultieren:
- Carotiden
- supraklavikulär (A. subclavia)
- abdominal (Aorta, Nierenarterien)
- Leiste (A. femoralis)
- Kniekehle (A. poplitea)

Befunde

- **systolische Reibegeräusche**: Gefäßstenosierungen, physiologisch bei stark erhöhtem Herzminutenvolumen
- **systolisch-diastolische Geräusche**: arteriovenöse Fisteln, Aneurysmen, Shunt (Dialyse)
- **Nonnensausen**: über den Jugularvenen auskultierbares Geräusch bei Erhöhung der Strömungsgeschwindigkeit (Anämie), physiologisch bei Kindern

6. Abdomen

6.1 Vorab

Die Untersuchung abdomineller Beschwerden gehört wohl zu den schwierigsten, weil vieldeutigsten Untersuchungsergebnissen des menschlichen Körpers. Erschwerend kommt hinzu, dass einige Erkrankungen extraabdominellen Ursprungs zu auf das Abdomen projizierten Symptomen führen können (z.B. Myokardinfarkt, Pneumonie etc.).

Die abdominelle Untersuchung wird am mit angelegten Armen liegenden Patienten (Entspannung der Bauchdecken) in warmer Umgebung vorgenommen. Bei akuten Beschwerden kann eine Kissenrolle unter den Kniekehlen für Entspannung sorgen. Gegebenenfalls müssen die Knie angewinkelt werden. Der Patient sollte vorab seine Blase entleert haben (unnötige Anspannung) und weitgehend bedeckt sein; der Kopf ist leicht erhöht. Stets sollte mit warmen Händen untersucht werden. Schmerzhafte Areale sollten erst gegen Ende der abdominalen Untersuchung angegangen werden. Bis auf das Stethoskop sind keine weiteren Hilfsmittel erforderlich.

6.2 Topographische Gliederung

Zur besseren Übersicht ist eine Unterteilung des Abdomens in **vier Quadranten** (siehe Abbildung) gebräuchlich. Sie entstehen durch zwei gedachte Linien: die Medianlinie (Verbindungslinie von Xiphoid und Schambeinfuge) und eine rechtwinklig dazu verlaufende Horizontale durch den Nabel (Schnittpunkt beider Linien). Dadurch entsteht ein rechter oberer und unterer sowie ein linker oberer und unterer Quadrant.

Eine etwas ältere Methode ist die Unterteilung in **neun Regionen**. Hierzu werden zwei vertikale Linien (entsprechen der Medioklavikularlinie) und zwei horizontale Linien (wieder rechtwinklig zum Vorgenannten, und zwar die obere als Verbindungslinie der Unterränder der Rippenbögen, die untere als Verbindungslinie der Spinae iliacae anteriores superiores) gezogen. Die dadurch entstehenden neun Regionen werden von oben nach unten (bezogen auf den bedeutsamsten mittleren Abschnitt) Regio epigastrica, Regio umbilicalis und Regio pubica genannt.

Tipp: *Es empfiehlt sich, die Auskultation vor der Palpation und Perkussion durchzuführen, da durch Palpation und Perkussion artifizielle Darmgeräusche hervorgerufen werden (Steigerung der Motilität)!*

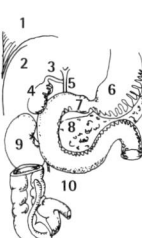

1 Pneumonie, Pleuritis
2 Leberabszeß
3 akuter Zystikusverschluß
4 Cholezystitis, Gallenblasenempyem
5 Cholelithiasis
6 Ulcus ventriculi
7 Ulcus duodeni
8 Pankreatitis
9 Nierenstein
10 Appendizitis (bei nach kranial hochgeschlagenem Appendix)

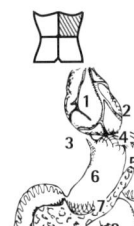

1 Myokardinfarkt
2 Pneumonie
3 Hiatushernie
4 Pleuritis
5 Milzinfarkt
6 Ulcus ventriculi
7 Pankreatitis
8 Pyelonephritis

1 Nierenbeckenstein
2 Ureterstein
3 akute Appendizitis
4 Divertikulitis
5 entz. Darmerkrankung
6 Adnexitis
7 Caecum-Ca
8 Divertikulitis
9 Zystitis

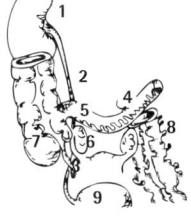

1 Nierenbeckenstein
2 Ureterstein
3 akute Adnexitis
4 Colon-Ca
5 Divertikulitits
6 Harnverhalt, Zystitis

Beziehung der inneren Organe zu den abdominellen Quadranten und Erkrankungen

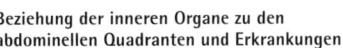

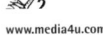

6.3   Spezielle Anamnese

- abdominelle Schmerzen: Lokalisation, Charakter, Stärke, Dauer, Häufigkeit, Ausstrahlung, Begleitumstände, Nahrungsabhängigkeit
- frühere abdominelle Erkrankungen
- frühere Operationen
- Verdauung: Häufigkeit, Konsistenz, Farbe
- blutige Stühle, Teerstuhl (schwärzlich gefärbter Stuhl bei Blutungen aus oberen Gastrointestinalabschnitten)
- Appetitlosigkeit, Übelkeit, Erbrechen: Menge, Aussehen, Häufigkeit, Begleitumstände
- Miktion (Blasenentleerung): Aussehen des Urins (blutig, trüb, braun)
- vaginaler, urethraler Ausfluss
- Fieber
- Gewichtsveränderung
- Medikamente, Drogen

6.4   Inspektion

Vorgehen

Inspektorisch lassen sich im wesentlichen nur die Kontur des Abdomens (eingesunken, vorgewölbt, umschrieben vorgewölbt), die Bewegungen des Abdomens und die Oberflächenveränderungen der Bauchdecke feststellen. Eine gute Beleuchtung ist hierbei wesentlich.

Befunde

- **eingesunkenes Abdomen**: konstitutionell, Kachexie (Auszehrung), Exsikkose (Austrocknung, Dehydratation), „Kahnbauch" (bei Meningitis aktiv eingezogener Bauch)

- **vorgewölbtes Abdomen**: Adipositas, Meteorismus (Gasansammlung im Darm), Aszites (Bauchwassersucht), Gravidität
- **umschrieben vorgewölbtes Abdomen**: pathologische Organvergrößerungen, z.B. Zysten, Tumoren, Hernien
- **Narben**: Ausdruck früherer Operationen, Traumen - wesentlich bei geplanten Operationen aufgrund der zu erwartenden veränderten Anatomie
- **untypische Ausbuchtungen**: Hernien (Eingeweidebruch in sackartige Ausstülpung: Leisten-H., Skrotal-H., epigastrische H., Narben-H., Nabel-H.)
- **Striae distensae**: rötliche Hautdehnungsstreifen bei M. Cushing, weißliche nach Schwangerschaften oder bei Adipositas

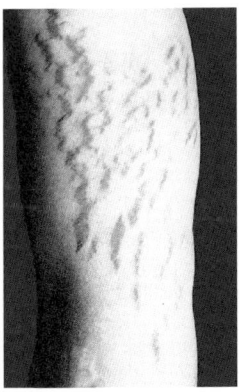

Striae distensae

- **Bauchglatze**: typische mangelnde Schambehaarung (Männer) bei Leberzirrhose

- **erweiterte Venen** (Caput medusae): erweiterte Vv. paraumbilicales bei gestörtem Pfortaderkreislauf (selten!)
- **erweiterte Arterien**: Kollaterali-sation bei Aortenisthmusstenose
- **sichtbare Pulsationen**: Bauchaortenaneurysma
- **Exantheme** (entzündliche Hautveränderungen): Allergien, Infektionen, system. Erkrankungen

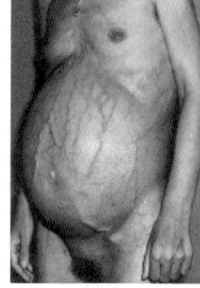

6.5   Auskultation

Caput medusae
bei portaler Hypertonie

Vorgehen

Die Auskultation erfolgt mit angewärmter Membran (einige Zeit in der Hand halten) und unter leichtem Andruck (keine Geräusche durch Kompression hervorrufen). Dabei sollte auf drei verschiedene Arten von Geräuschen geachtet werden: peristaltische Geräusche, Reibegeräusche und Gefäßgeräusche.

Befunde

- **gesteigerte Darmgeräusche**: Enteritis, Diarrhö, Magen-Darm-Blutung, beginnende Obstruktion
- **fehlende Darmgeräusche** („Totenstille"): paralytischer Ileus, Peritonitis
- **Reibegeräusche** (selten): umschriebene Peritonitis bei Entzündung über Leber und Milz (Milzinfarkt)
- **systolische Strömungsgeräusche**: Nierenarterienstenose, Stenosen der Aa. iliacae und Aa. femorales, Aortenaneurysma, fortgeleitete Herzgeräusche

6.6 Palpation

Vorgehen

Die Palpation des Abdomens ist der diagnostisch wichtigste Teil der Untersuchung. Viele unterschiedliche Vorgehensweisen sind beschrieben. Hier bleibt es dem Geschick und dem Stil des Einzelnen vorbehalten, seinen Weg zu finden. Entscheidend ist zunächst, dass systematisch alle vier Quadranten untersucht werden und das vermutete schmerzhafte Areal zuletzt palpiert wird, damit sich keine hinderliche Abwehrspannung entwickelt. Wesentlich ist ferner die Differenzierung, ob der **Schmerz** an der **Oberfläche** (also an der Bauchdecke) oder in der **Tiefe** (also in der Bauchhöhle, an den Organen) entsteht. Daher empfiehlt sich zunächst ein relativ vorsichtiges, sanftes Abtasten des gesamten Abdomens. Anschließend soll dann mit kräftigen (soweit tolerablen) Manipulationen versucht werden, die entdeckten Resistenzen und Organe genauer abzugrenzen und zuzuordnen.

Befunde

- **Défense musculaire** (Abwehrspannung): reflektorische Anspannung der Bauchdeckenmuskulatur bei Peritonitis (auch Quadrantenisoliert!)
- **lokale Resistenz:** Entzündung, Zyste, Tumor, Kotstau etc.
- **Loslassschmerz (Blumberg-Zeichen):** Appendizitis, Peritonitis
- **Lanz-Probe** (Druckschmerz im rechten Drittel der Verbindungslinie der Spinae iliacae anteriores superiores): Appendizitis
- **McBurney-Punkt** (Druckschmerzpunkt Mitte der Verbindungslinie Nabel - Spina iliaca anterior superior): Appendizitis
- **Rovsing-Zeichen** (progredienter Schmerz bei Ausstreichen des Kolonrahmens von distal nach proximal): Appendizitis
- **verkleinerte Leber**: Zirrhose

- **vergrößerte Leber**: Stauungsleber, Verschlussikterus, Zysten, Stoffwechselerkrankungen, Hepatitis, hämatologische Systemerkrankungen, Tumoren
- **druckschmerzhafte Leber**: Hepatitiden, Tumoren
- **tastbare Gallenblase** (vergrößert): Empyem, Hydrops, Tumor
- **Courvoisier-Zeichen** (vergrößerte, harte, druckempfindliche - nicht schmerzhafte! - Gallenblase): spricht für Gallenblasentumor
- **Murphy-Zeichen**: druckschmerzbedingtes Sistieren der Inspiration bei Palpation der Gallenblasenregion; spricht für akute Gallenblasenentzündung
- **vergrößerte weiche Milz**: Sepsis, Infektionen
- **vergrößerte harte Milz**: hämatologische Systemerkrankungen (M. Hodgkin, hämolytische und perniziöse Anämie, chronische Myelose, Polyzythämie), Leberzirrhose, Milztumor
- **deutlich palpabler, pulsierender Tumor**: Bauchaortenaneurysma
- **walzenförmige Resistenzen**: kotgefüllte Darmschlingen, Darmtumor, Colitis
- **vergrößerte Niere**: Hydronephrose, Zystenniere, Nierentumor
- **klopfschmerzhaftes Nierenlager**: Pyelonephritis mit Harnwegsinfekt

6.7   Perkussion

Vorgehen

Die Perkussion des Abdomens dient der Bestimmung der Größe der Organe sowie deren Füllung mit Luft und Flüssigkeit. Es werden nacheinander alle vier Quadranten untersucht. Dabei überwiegt -

abhängig vom Luftgehalt - der tympanische Schall. Verdichtungen bewirken eine Dämpfung (z.B. die gefüllte Harnblase).

Insbesondere die Größe der Leber wird perkutorisch untersucht. Dies bedarf einer Menge Übung. Dabei wird zunächst die Obergrenze der Leber bestimmt, indem vom typischen sonoren Schall der Lunge abwärts perkutiert wird, bis der Schall in Dämpfung übergeht (Leberdämpfung). Anschließend wird die Untergrenze bestimmt, indem von der Zone mit tympanischem Klopfschall (Bauchhöhle) nach oben perkutiert wird, bis wiederum der Schall in Dämpfung übergeht. Die Größe wird nun durch Ausmessen des Abstands von Ober- und Untergrenze entlang der Medioklavikularlinie bestimmt.

Befunde
- **tympanischer Klopfschall** (gesamtes Abdomen): Meteorismus (Gasansammlung im Darm)
- **Undulation** (Bildung einer Wellenbewegung): massiver Aszites
- **wandernde Flankendämpfung**: geringer Aszites
- **Schalldämpfung untypischer Lokalisation**: Tumor, Schwangerschaft
- **vergrößerte Leber**: Fettleber, Rechtsherzinsuffizienz, Tumoren

7.   Rektum

7.1   Vorab

Die anorektale Untersuchung sollte bei allen Patienten des mittleren und höheren Alters und - unabhängig vom Alter - bei jeder gründlichen Erstuntersuchung durchgeführt werden. Hierzu wird der Patient in Knie-Ellbogen- oder in Linksseitenlage untersucht. Da es sich in der Regel um eine schmerzhafte und für jeden Patienten unangenehme Untersuchung handelt, sollte man den Patienten entsprechend darauf vorbereiten und diese Untersuchung zuletzt durchführen.

An Hilfsmitteln werden benötigt:
• Einweghandschuhe (Fingerlinge)
• Gleitgel
• Papier (Zellstoff)

7.2   Spezielle Anamnese

• Regelmäßigkeit des Stuhlgangs: (Obstipation, Diarrhöen)
• Veränderung des Stuhls: Verformung (Bleistiftstühle!), paradoxe Diarrhöen
• Blut- oder Schleimbeimengungen
• Teerstuhl (schwärzlich gefärbter Stuhl bei Blutungen aus oberen Gastrointestinalabschnitten)
• Pruritus ani (Afterjucken)
• Miktionsbeschwerden
• Laxanzieneinnahme
• frühere Hämorrhoiden
• frühere Operationen (Prostata, Hämorrhoiden, Analabszesse etc.)

7.3   Inspektion

Vorgehen
Nach Spreizen der Pobacken zunächst Inspektion des Anus. Hier achtet man auf Fissuren, Fisteln, Hämorrhoiden, Tumoren und ekzematische Veränderungen.

Befunde
- nässende Unregelmäßigkeiten: Fisteln (anorektal), Fissuren
- Hautveränderungen, Kratzspuren: Analekzem
- bläuliche, knotige Tumoren: innere oder äußere Hämorrhoiden
- perianaler Tumor: Hämorrhoiden, Marisken (Analfalten), Rektumprolaps, Pilonidalzysten (Steißbeinzyste), Karzinom, Abszess, Thrombose

7.4   Palpation

Vorgehen
Der mit Fingerling überzogene und mit Gleitmittel gut eingestrichene Zeigefinger wird vorsichtig in das **Rektum** eingeführt. Dabei wird unter einer leicht drehenden Bewegung der Finger so weit wie möglich vorgeschoben. Der Patient sollte zuvor aufgefordert werden, nicht zu pressen. Zu beurteilen sind der Sphinktertonus, unregelmäßige bzw. schmerzhafte Stellen, die Stuhlfüllung der Ampulle und (beim Mann) die Prostata.
Die Untersuchung der **Prostata** ist in der Regel ebenfalls sehr unangenehm und erfordert zudem ein großes Maß an Erfahrung. Grundsätzlich sollte man Form, Größe, Druckschmerzhaftigkeit, Konsistenz und die Abgrenzung gegenüber den Nachbarstrukturen beurteilen.

Abschließend sollte nicht vergessen werden, den Untersuchungshandschuh auf **Blut- und Schleimspuren** hin zu betrachten.

Befunde

- erhöhter Sphinktertonus: narbige Veränderung nach Operation, Angst, Entzündung
- erniedrigter Sphinktertonus: altersbedingt, neurologische Grunderkrankung, Sphinkterschädigung (nach Operation), Karzinom
- druckschmerzhafte Areale: Entzündungen, Fissuren, Fisteln
- erhabene Veränderungen: Hämorrhoiden, Polypen, Kotballen, Rektumkarzinom, Tumoren angrenzender Organe
- symmetrisch vergrößerte, glatte Prostata: benigne Hyperplasie (nicht Hypertrophie!)
- druckschmerzhafte, prall gespannte, elastische Prostata: akute Prostatitis
- asymmetrisch geformte, unebene, nichtelastische Prostata: chronische Prostatitis, Prostatakarzinom

8. Bewegungsapparat

8.1 Allgemein

8.1.1 Vorab

Die Untersuchung des Bewegungsapparates dient der Feststellung von **Bewegungsdefiziten** und **Funktionsausfällen**. Dabei wird neben den bei anderen Organsystemen üblichen vier Untersuchungsmethoden auch eine **Funktionsprüfung** durchgeführt.

Ziel der Untersuchung ist die wichtige Gesamtbeurteilung der Funktion des Bewegungsapparates. Spezifischere Untersuchungen sind (meist) nur bei Gelenkbeteiligung angezeigt.

Diese Untersuchungen sind weiterführenden Fachbüchern zu entnehmen.

Zur einheitlichen **Beurteilung** der **Bewegungsausmaße** der einzelnen Gelenke hat sich die **Neutral-Null-Methode** durchgesetzt. Dabei werden von einer Ruheposition ausgehend die maximalen Bewegungsmöglichkeiten eines Gelenkes in jeweils einer Ebene in drei Winkelgraden angegeben. Die erste Zahl kennzeichnet die zum Körper hinführende Bewegung, die zweite Zahl die Neutralstellung und die dritte Zahl die vom Körper wegführende Bewegung. Die Neutralstellung ist die sog. Normal-0-Stellung. Dabei steht der Patient aufrecht mit geschlossenen Füßen, seitlich angelegten Armen, bei nach vorn zeigenden Daumen. Hierzu ein Beispiel: das Kniegelenk lässt sich normalerweise um 130 Grad beugen und um 5 Grad überstrecken. Dies wird nach Neutral-Null-Methode als 5-0-130 Grad festgehalten.

Zur vereinfachten **Befunddokumentation** hat sich die Verwendung eines **Skelettschemas** bewährt (siehe Abbildung), in welchem die betroffenen Gelenke übersichtlich gekennzeichnet werden können.

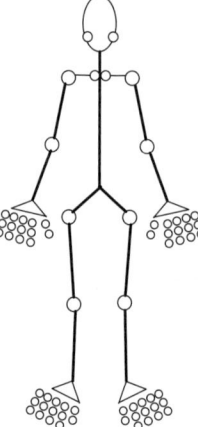

> **Tipp:** *So bedeutsam bei der Abdomenuntersuchung die Palpation ist (→ 101), so wichtig ist bei der Untersuchung des Bewegungsapparates die Inspektion: Schon bei Eintritt des Patienten in die Praxis sollte sich der Untersucher ein Bild von Gangbild und der gesamten Bewegungsform machen!*

8.1.2 Spezielle Anamnese

- Schmerzen: Lokalisation, Charakter, Zeitpunkt, Bewegungsabhängigkeit
- Funktionseinschränkung, eingeschränkte Beweglichkeit
- bekannte Gelenkerkrankungen: Arthritis, Arthrose, Gicht etc.
- Sensibilitätsstörungen, Lähmungserscheinungen: Zuordnung zu Dermatom (→ **150**) möglich
- frühere Traumen
- frühere Operationen
- Familienanamnese: bekanntes Hüftleiden, Stoffwechselerkrankungen, Kyphosen, Skoliosen
- körperliche Belastungen: Beruf, Sport

8.2   Untersuchung der Extremitäten

8.2.1   Inspektion, Palpation

Vorgehen

Die Inspektion liefert häufig die wichtigsten Befunde. Inspiziert wird systematisch jede einzelne Extremität von proximal nach distal (zunächst Arme, dann Beine) und von ventral nach dorsal. Wichtig sind **Hinweise auf Funktionseinschränkungen** wie Schonhaltungen und Bewegungseinschränkungen (Entzündungen, Frakturen). Anschließend erfolgt die weitere Beurteilung der Extremität hinsichtlich eventueller Hinweise auf Missbildungen, Deformitäten, Längenunterschiede, Hautveränderungen (Behaarung, Narben) und Veränderungen der Muskulatur (Atrophie).

Befunde

- großflächige Hautrötung und Überwärmung: Dermatose, Erysipel, Phlegmone, Thrombose, Thrombophlebitis
- Umfangsdifferenz: Muskelatrophien, Entzündungen (Erysipel, Phlegmone, Phlegmasia), Thrombose
- Längendifferenzen, Fehlstellungen: angeboren, Frakturen, neurologische Erkrankungen
- Kontrakturen: Ankylosen (Gelenkversteifungen), muskuläre Verkürzungen, Band- und Kapselschrumpfungen
- trophische Störungen: gestörte Durchblutungsverhältnisse (v.a. untere Extremität)
- Pfötchenstellung: Tetanie (anfallsartige Störung der Motorik) bei Hyperventilation
- Dupuytren-Kontraktur: Verdickung und Verkürzung der Palmaraponeurose, Beugekontraktur

- gummiartige Schwellung über Sehnenscheiden: Ganglion
- Schwellung, Rötung der Fingerspitze: **Panaritium** (eitrige Entzündung der Finger)
- **Fallhand**: Parese N. radialis
- **Schwurhand**: Parese N. medianus
- **Krallenhand**: Parese N. ulnaris
- Schultergelenksschmerzen: Tendinitis, Sehnenruptur (Bizeps), Ruptur der Rotatorenmanschette oder der Supraspinatussehne
- **Trommelschlegelfinger**, **Uhrglasnägel**: kardiopulmonale Erkrankungen

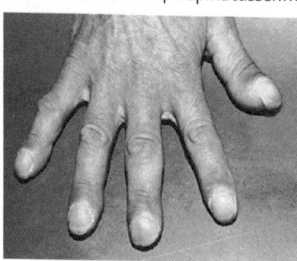

- Verdickung der Metakarpophalangealgelenke, Ulnardeviation der Finger: chronische Polyarthritis (rheumatoide Arthritis)

Trommelschlegelfinger (Uhrglasnägel)
[IMPP-Prüfungsabbildung]

- Verdickung der distalen Interphalangealgelenke: Heberden-Arthrose (primäre Osteoarthrose)
- Verdickung der proximalen Interphalangealgelenke: Bouchard-Arthrose
- Schmerzen im Bereich des N. medianus, Atrophie des Daumens: Karpaltunnelsyndrom
- schmerzhafte Hüftgelenksbewegungen: Koxarthrose, Schenkelhalsfraktur mit typischer Schonhaltung

- Trendelenburg-Phänomen: Schwäche der Glutealmuskulatur, dadurch Absinken des Beckens zur gesunden Seite, bei Lähmungen, Hüftdysplasie, Trochanterhochstand
- schmerzhafte Kniegelenksbewegungen: Erguss, Gonarthrose, Kniegelenksentzündungen, Meniskusläsion, Kreuzbandriss, Patellarsehnenruptur, M. Osgood-Schlatter
- Phänomen der vorderen Schublade: Ruptur des vorderen Kreuzbandes
- Phänomen der hinteren Schublade: Ruptur des hinteren Kreuzbandes
- Zeichen der Meniskusläsion (siehe Lehrbücher der Orthopädie): Steinmann I und II, Apley-Grinding-Test, McMurray-Test
- Fußdeformitäten: z.T. angeboren, z.T. erworben (Auswahl): Pes valgus (Knickfuß), Spreizfuß (Pes transversoplanus), Hohlfuß (Pes excavatus), Hammerzehen, Krallenzehen etc.
- schmerzhafte Schwellung der Großzehe: akuter Gichtanfall

8.2.2 Funktionsprüfung

Vorgehen

Bei der Funktionsprüfung der Extremitäten ist auf die Form der Beweglichkeit (eingeschränkt, Hinweise für Instabilität), auf Muskelschwächen oder Muskelatrophie, symmetrische Bewegungsabläufe, bewegungsbedingte Schmerzen und Knochenreiben (Frakturzeichen!) zu achten. Zur Orientierung der Bewegungsnorm sind nachfolgend die Normwerte der verschiedenen Gelenkbewegungen genannt:

Normwerte der Gelenkbewegungen:

- **Schultergelenk:** Innenrotation, Außenrotation: 60-0-95, Adduktion, Abduktion: 180-0-40, Anteversion, Retroversion: 160-0-40

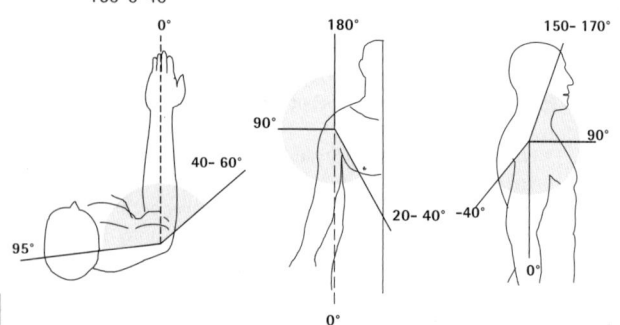

- **Ellbogengelenk:** Flexion, Extension: 140-0-5, Pronation, Supination: 90-0-90

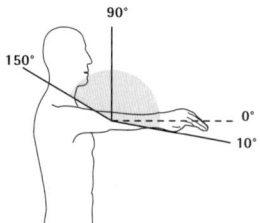

- **Handgelenk:** Palmarflexion, Dorsalextension: 60-0-60

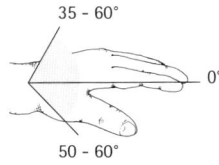

- **Hüftgelenk:** Innenrotation, Außenrotation: 30-0-40, Adduktion, Abduktion: 30-0-40, Flexion, Extension: 130-0-10

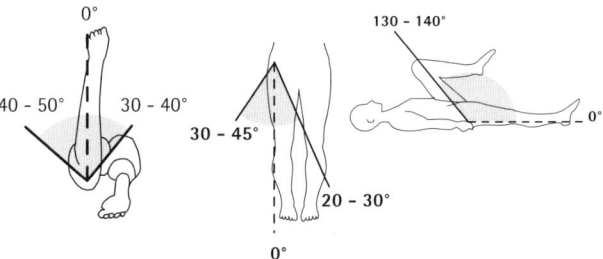

- **Kniegelenk:**
  Flexion, Extension:
  130-0-5

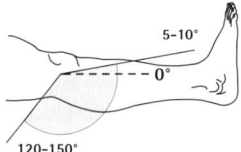

• **oberes Sprunggelenk**: Plantarflexion, Dorsalextension: 40-0-20

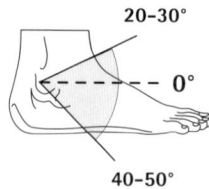

8.3 Untersuchung der Wirbelsäule

8.3.1 Inspektion, Palpation, Perkussion

Vorgehen

Der entscheidende Eindruck vom Funktionszustand der Wirbelsäule lässt sich in der Regel schon vor Beginn der eigentlichen Untersuchung gewinnen. Hierbei muss der Untersucher ein genaues Auge auf das Gangbild und die Art, wie der Patient sich setzt, entkleidet usw. haben. Die Untersuchung findet dann am weitgehend entkleideten (bis auf die Unterhose), stehenden (und anschließend gebückten) Patienten statt. So lassen sich am besten Wirbelsäulendeformitäten beurteilen.

Palpatorisch und perkutorisch muss auf muskuläre Verhärtungen (Hartspann, Myogelosen), Lage, Druck- und Klopfschmerzhaftigkeit der Wirbelfortsätze sowie Stauchungsschmerzen geachtet werden.

Befunde

- **Skoliose** (Lateralisierung der WS): angeboren, Haltungsfehler, Beinverkürzung, Beckenschiefstand (Hüftgelenkfehler), reflektorischer Hartspann
- **Kyphose** (Verstärkung der normalen WS-Krümmung): angeboren, Haltungsfehler, altersbedingt (Osteoporose), M. Scheuermann, Frakturen, Tuberkulose, Rachitis
- **Gibbus** (Buckel): scharfe (winkelförmige) Ventralab- knickung der BWS, Entzün- dungen, Tbc, Frakturen

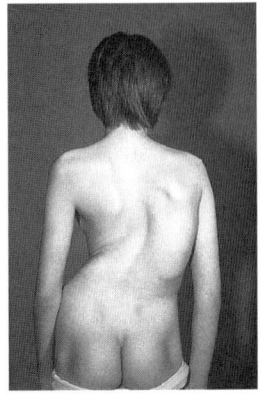

Strukturelle idiopathische Skoliose
[IMPP-Prüfungsabbildung]

- starke Lumballordose: Adipositas, Konstitution, Spondylolisthesis (Wirbelgleiten)
- verminderte Lumballordose: Bandscheibenprolaps, Spondylitis
- Veränderungen im Hautniveau oberhalb der WS (z.B. auffällige Behaarung): verschiedene Formen der Spina bifida (Spaltwirbel)

8.3.2 Funktionsprüfung

Vorgehen

Zur orientierenden Funktionsprüfung werden die Bewegungsmöglichkeiten der Halswirbelsäule festgehalten

(s. unten). Darüber hinaus sind einige ausgewählte Funktionstests beschrieben:

Befunde
- **Halswirbelsäule**: Rotation: 80-0-80, Seitneigung: 45-0-45, Vorneigen, Rückneigen: 40-0-40 [Abb.: (→60)]
- **Schober-Zeichen**: eine am Dornfortsatz des 7. Halswirbels beginnende Mess-Strecke von 30 cm entfaltet sich bei Vorbeugung auf 33-34 cm, im Bereich der Lendenwirbelsäule ist der Dornfortsatz von S1 bei einer Hautmarke maßgeblich, hier Entfaltung um 4-6 cm
- **Lasègue-Zeichen**: Heben des gestreckten Beines eines liegenden Patienten; Test positiv, wenn Schmerzen bei Beugung bis 80°C auftreten (Zeichen der Reizung des Ischiasnerves und der entsprechenden Nervenwurzeln) bzw. bei Strecken eines im Kniegelenk gebeugten Beines

9. Geschlechtsorgane

9.1 Weibliche Geschlechtsorgane

9.1.1 Vorab

Voraussetzung für die beispiellos von Schamgefühlen geprägte Untersuchung der weiblichen Geschlechtsorgane ist die Schaffung einer geeigneten Atmosphäre, insbesondere durch das angemessene Auftreten des Untersuchers. Die zuvor durchgeführte Anamnese sollte dazu genutzt werden, die Patientin an die Umgebung zu gewöhnen, ihr Vertrauen zu gewinnen und sie auf die Untersuchung mittels Erklärung der notwendigen Schritte vorzubereiten.

Untersucht wird in sogenannter **Steinschnittlage** auf einem speziellen gynäkologischen Untersuchungsstuhl. Dabei liegt die Patientin mit gespreizten und in Hüft- und in Kniegelenk gebeugten Beinen auf dem Rücken. Geschwächte Patientinnen können auch in Linksseitenlage untersucht werden. Die Patientin bleibt am Oberkörper bekleidet. Bei der anschließenden Untersuchung der Brust sollte die Hose wieder angezogen und der Oberkörper entblößt sein.

An **Hilfsmitteln** werden benötigt:

- Einweghandschuhe
- Gleitmittel
- Papier (Zellstoff)
- verschiedene Spekula
- Abstrichutensilien

9.1.2 Spezielle Anamnese

- Menstruationsanamnese:
  - Menarche (erstes Auftreten der Menstruation in der Pubertät)
  - Menopause (Zeitpunkt der letzten spontanen Menstruation)
  - Regelmäßigkeit der Menstruation
  - postmenopausale Blutungen, Dauer, Stärke etc.
- Zwischenblutungen
- Schmerzen: z.B. beim Verkehr
- Ausfluss (Fluor), Juckreiz (Pruritus)
- Kontrazeption (Empfängnisverhütung)
- frühere Geschlechtskrankheiten
- frühere Operationen
- regelmäßige Vorsorge
- Schwangerschaft: Komplikationen (Sectio, Aborte), Entwicklung der Kinder
- Sexualverhalten: Partner, mögliche Schwierigkeiten

9.1.3 Inspektion

Vorgehen

Lagerung in Steinschnittlage. Zunächst Inspektion der äußerlich sichtbaren Strukturen ohne weitere Hilfsmittel. Beurteilt werden die Schambehaarung, die Form der Schamlippen, der Klitoris, der Harnröhrenmündung, weiterhin Symptome wie Schwellung, Rötung, Ulzeration, Pigmentation, Vorwölbung und möglicher Sakroileitis. Anschließend Einführung des vorgewärmten Spekulums (Modelle und Technik siehe Lehrbücher der Gynäkologie), Beurteilung von Zervix und Portio. Unter Zurückziehen des Spekulums Inspektion der gesamten Vaginalschleimhaut.

Befunde

- kleine gelbliche Knoten: Talgdrüsenzysten
- herpetiforme, schmerzhafte aphthoide Veränderungen: Herpes genitalis
- papillomatöse (blumenkohlartige) Veränderungen der gesamten Schleimhaut: Condylomata acuminata
- rötliche, papulomatöse Veränderungen der gesamten Schleimhaut. Condylomata lata bei Syphilis
- schmerzloses, hartes Ulkus: Ulcus durum bei Syphilis
- überwärmte rote, druckschmerzhafte Schwellung der Labien: Bartholinitis
- erhabene, ulzeröse, harte, unverschiebliche Veränderung: V.a. Malignität (z.B. Vulvakarzinom) – Beurteilung der reg. LK
- Vorwölbung von Uterus, Rektum: Uterusprolaps (Rektozele)
- starke Sekretion, gerötete Vaginalschleimhaut: Kolpitis, Vulvovaginitis, Zervizitis
- Rötung, Vorwölbung der Portio: Ektropium, Polyp, Neoplasie

9.1.4 Palpation

Vorgehen

Die Reihenfolge des Untersuchungsablaufs wird kontrovers diskutiert. Einige Autoren propagieren eine digitale Untersuchung vor Inspektion mit dem Spekulum, um sich einen Eindruck von Größe und Lage der Strukturen zu verschaffen. Andere Autoren argumentieren, dass gerade die digitale Untersuchung der ausführlichen Inspektion (notwendigerweise mit dem Spekulum) nicht vorausgehen darf, da hierdurch mögliche Befunde verwischt werden könnten.

In jedem Fall muss zwischenzeitlich eine Probeentnahme (je ein Abstrich von Portio und Zervixkanal) erfolgen, um die **zytologische Untersuchung** nach **Papanicolaou** durchführen zu können. Darüber hinaus müssen gegebenenfalls Abstriche zur Bestimmung von Bakterien oder Pilzen erfolgen.

Zur palpatorischen Untersuchung zählt zunächst neben der Beurteilung des äußeren Genitales auch die Untersuchung der **inguinalen Lymphknoten**. Hier mit besonderem Blick auf druckschmerzhafte und indurierte Areale. Die palpatorische Untersuchung des inneren Genitales erfolgt durch vorsichtiges Einführen des reichlich mit Gleitmittel versehenen Zeige- und Mittelfingers des Untersuchers. Gegebenenfalls (bei engem Introitus) Durchführung einer rektovaginalen Untersuchung. Parallel palpiert die andere Hand zur Abgrenzung des Uterus den Unterbauch (**bimanuelle Technik**). Es soll dabei nach folgenden Veränderungen gesucht werden: Knoten, druckschmerzhafte Areale, Lage, Form, Beweglichkeit und Konsistenz der Zervix, Form, Konsistenz und Größe des Uterus, tastbare Befunde an Portio, Vagina, Parametrien.

Befunde
- knotige Veränderungen der Vaginalwand: Entzündungen, Polypen, tumoröse Veränderungen
- insgesamt vergrößerter Uterus: Schwangerschaft, Myom, Karzinom
- umschrieben vergrößerter (knotiger) Uterus: Myom, Karzinom
- druckschmerzhafter Tumor außerhalb des Uterus: Extrauteringravidität, Ovarialveränderungen

- Vergrößerungen der Ovarien, nicht schmerzhaft:
  Zysten, Karzinom
- ausgeprägter Unterbauchdruckschmerz (meist beidseitig):
  Adnexitis u.ä.

> **Tipp:** *Jede Form der Geschlechtserkrankung gehört in die Hände eines Arztes! Dabei besteht bei folgenden Geschlechtserkrankungen eine gesetzliche Meldepflicht: Gonorrhö, Syphilis, Ulcus molle und Lymphogranuloma inguinale.*

9.2 Weibliche Brust

9.2.1 Vorab

Wie auch bei den anderen Geschlechtsuntersuchungen wird die Untersuchung der Brust von vielen Patientinnen (und jungen Untersuchern) als unangenehm empfunden. Die Situation lässt sich sicher durch ein freundliches, einfühlsames Auftreten und begleitende Erklärungen der Untersuchungsschritte erleichtern.

Zur besseren Befundbeschreibung wird die Brust durch eine Horizontale und eine Vertikale (Schnittpunkt Mamille) in **vier Quadranten** unterteilt (siehe Abbildung) und mit „oben, unten, außen und innen" bezeichnet.

9.2.2 Spezielle Anamnese

- Veränderungen der Brust: welcher Art, seit wann, wodurch bemerkt?
- Schmerzen
- Schwellungen: auch axillär, supraklavikulär
- Sekretion der Brustdrüse
- frühere Brusterkrankungen
- frühere Brust- (axilläre) Operationen
- Schwangerschaften, Stillen
- Familienanamnese

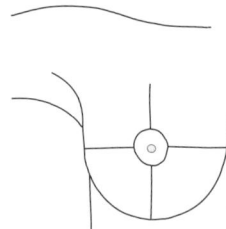

9.2.3 Inspektion

Vorgehen

Die Patientin sitzt aufrecht mit entkleidetem Oberkörper (z.B. seitlich auf der Untersuchungsliege) und locker an den Rumpf anlehnenden Armen. In einem zweiten Untersuchungsgang sollte die Patientin die Arme hinter dem Kopf verschränken. Zu beachten sind Größe und Symmetrie der Brüste, Konturen, Vorwölbungen, Abflachungen und besonders Einziehungen. Die Mamillen müssen hinsichtlich Form, Größe, Hautbeschaffenheit und Sekretion inspiziert werden.

Befunde

- Größendifferenz der Brüste: meist physiologisch

- Oberflächenveränderungen: Einziehungen, Abflachungen, deutliche Gefäßzeichnung etc.: V.a. Malignität
- Orangenschalenphänomen: grobporige, derbe Haut in umschriebenem Areal: V.a. Malignität
- Narben: frühere Operationen, Radiatio
- Größen- und Formunterschiede der Mamillen: meist physiologisch
- eingestülpte Mamille: physiologisch, aber auch Hinweis auf Malignität (verwachsungsbedingte Einziehung)
- Sekretion der Mamille: hormonelle Störungen, bei Malignitätsverdacht weitere Abklärung!
- Rötung, Überwärmung, (lokale) Schmerzen: Mastitis

0.2.4   Palpation

Vorgehen

Jeder Schritt der Untersuchung sollte ausführlich erklärt werden. Dabei ist es geschickt, mögliche Erfahrungen der Selbstuntersuchung der Patientin zu erörtern und in den Untersuchungsverlauf zu integrieren.

Die Untersuchung der Brust kann in obengenannter sitzender Haltung erfolgen. Es folgt ein vorsichtiges systematisches Abtasten aller vier Quadranten mit warmen Händen, zunächst bei herabhängenden, dann erhobenen Armen. Dabei insbesondere Suche nach Knoten und Beurteilung deren Konsistenz, Form, Lage, Beziehung zum angrenzenden Gewebe, Verschieblichkeit, Druckschmerzhaftigkeit u.a. Anschließend Abgrenzung des Drüsenkörpers gegen die Umgebung. Abschließend Untersuchung der Mamillen - unter leichter Kompression - auf Sekretion.

Zur vollständigen Untersuchung der Brust gehört die **Suche nach vergrößerten Lymphknoten**. Daher schließt sich an die Palpation der Brust die Palpation der Achselhöhlen und der Supraklavikulargruben (infraklavikulär) an. Dieser Untersuchungsabschnitt erfolgt zunächst im Sitzen bei locker angelegten Armen und anschließend im Stehen (siehe auch Untersuchung des Thorax).

Befunde

* harter, derber, verbackener, indolenter, unverschieblicher Knoten: hochgradiger Verdacht auf Malignität
* meist mehrere gut abgrenzbare weiche, schmerzhafte Knoten: zystische Mastopathie
* nichtschmerzhafter, weicher, gut abgrenzbarer Knoten: benignes Fibroadenom
* Rötung, Ulzeration der Mamille: M. Paget (Karzinom entlang der Ausführungsgänge)
* axillärer, supraklavikulärer LK-Befund einseitig: lokale Infektion, Mammakarzinom, maligne Prozesse der weiteren Umgebung (siehe Virchow-Drüse → **72**)
* axillärer, suprakl. LK-Befund beidseitig: systemische Infektionserkrankung, hämatologische Systemerkrankung
* Hautveränderungen (Orangenhaut, Einziehungen, Ulzera usw.): Neoplasien

Tipp: *Bei einseitigem LK-Befund unbedingt gründlich nach lokalen Entzündungszeichen bzw. kleineren Verletzungen suchen!*

Befunde der männlichen Brust

* schmerzhafte Schwellung der Brust, beidseitig: Gynäkomastie; endokrine Erkrankungen, Hormonbehandlungen, chronische Lebererkrankungen

• schmerzhafte Schwellung der Brust, einseitig: V.a. Malignität

9.3 Männliche Geschlechtsorgane

9.3.1 Vorab

Genau wie bei der Untersuchung der Geschlechtsorgane der Frau sollte beim Mann für eine angenehme Atmosphäre und Lagerung wie für ein adäquates Auftreten des Untersuchers gesorgt werden. Aufgrund der besonderen Empfindlichkeit des Penis gegenüber Berührung und wegen der häufig begleitend auftretenden (für viele Patienten sehr peinlichen) Erektion sollte bei jüngeren Patienten - soweit keine weitere Veranlassung besteht - auf eine Palpation verzichtet werden. Nicht verzichtet werden darf dagegen auf die (palpierende) Untersuchung des Skrotums und der Hoden.

An **Hilfsmitteln** finden Verwendung:

• Einweghandschuhe
• Taschenlampe
• Abstrichutensilien

9.3.2 Spezielle Anamnese

• Geschlechtsentwicklung: Verlauf der Pubertät
• Schambehaarung
• Schmerzen
• Ausfluss
• Rötung, Juckreiz (Pruritus)
• Potenz
• frühere Geschlechtserkrankungen
• frühere Operationen: Phimose, Hoden, Leistenbruch etc.

9.3.3   Inspektion, Palpation

Vorgehen

Die Untersuchung erfolgt im Stehen oder Liegen. Der Patient sollte bis auf die Genitalregion vollständig bekleidet sein, da Frieren den Kremasterreflex auslöst und die Untersuchung des Skrotums erschwert. Zur Beurteilung des Penis muss dieser unbedingt zirkulär untersucht werden. Dabei soll der Patient das Präputium selbst zurückstreifen. Beurteilt werden die Beschaffenheit der Haut u. Schambehaarung, Narben, Ausfluss, Form und Konsistenz des Penis, der Glans sowie des Präputiums. Anschließend Untersuchung der inguinalen Lymphknoten auf mögliche Vergrößerungen. Die Untersuchung des Skrotums erfolgt ebenfalls zirkulär, d.h. unter Anhebung des Penis durch den Patienten. Dann Abtasten der Hoden (vorhanden?), der Nebenhoden, Samenstränge und Beurteilung deren Größe, Form, Konsistenz und Druckempfindlichkeit. Bei Schwellung des Hodens sollte eine **Diaphanoskopie** (Durchleuchtung mit kräftiger Taschenlampe in abgedunkeltem Raum) zur Differenzierung von Flüssigkeitsansammlungen oder sonstigen Gewebsverdichtungen (positive Diaphanoskopie = rötlicher Schein, Ansammlung von Flüssigkeit; negative Diaphanoskopie = kein sichtbarer Lichtstrahl, Gewebsverdichtung) durchgeführt werden. Allerdings sind heute Diaphanoskopien durch die aussagekräftigere Sonographie weitgehend verdrängt worden.

Befunde

- Krümmung des Penis: physiologisch, aber auch als Folge narbiger Veränderungen, Tumor

- verengtes (nicht retrahierbares) Präputium: Phimose (Paraphimose: Präputium läßt sich nach Zurückziehen nicht mehr zurückstreifen)
- Rötung der Glans: Balanitis
- papillomatöse, blumenkohlartige Veränderungen: Condylomata acuminata
- flache, gerötete Papeln: Condylomata lata (Syphilis)
- schmerzloses, hartes Ulkus: Ulcus durum (Syphilis)
- herpetiforme, schmerzhafte, aphthoide Veränderungen: Herpes genitalis
- Kratzspuren: Skabies, Läuse
- gelblicher Ausfluß: Gonorrhö
- klarer Ausfluß: Urethritis anderer Genese (Abstrich!)
- schmerzhafte Penisverhärtung: Urethritis, Priapismus (akute schmerzhafte Dauererektion des Penis ohne sexuelle Erregung)
- schmerzhafte Schwellung des Skrotums: akute Epididymitis, Orchitis, Leistenhernie
- Verdickung der Skrotalhaut: Skrotalödem bei Immobilität, generalisiertem Ödem
- besonders kleine Hoden: Atrophie durch stattgehabte Entzündungen, endokrine Störungen, Lebererkrankungen etc.
- fehlende Hoden: Maldescensus testis, Pendelhoden, Zustand nach Operation
- negative Diaphanoskopie, schmerzloser Knoten: Malignitätsverdacht
- negative Diaphanoskopie, weiche Schwellung: Skrotalhernie
- positive Diaphanoskopie, nicht druckschmerzhaft: Hydrozele (Ansammlung seröser Flüssigkeit im Processus vaginalis peritonei), Nebenhodenzyste

10. Haut

10.1 Vorab

Da der gesamte Körper von Haut bedeckt ist, müssen zur allgemeinen Untersuchung der Haut des Patienten alle Areale (nacheinander!) entblößt werden. Räumliche Voraussetzungen sind eine **optimale Lichtsituation** und eine warme Umgebung zur genauen Beurteilung von Hautverfärbungen und zur Vermeidung lichtbedingter Fehleinschätzungen. An **Hilfsmitteln** werden lediglich benötigt:

- Einweghandschuhe
- Lampe
- Lupe
- Glasspatel
- Holzspatel

10.2 Kleine Effloreszenzenlehre

Krankhafte Veränderungen der Haut bieten eine große Palette verschiedenartiger Erscheinungsformen. Wesentliche Aufgabe der Untersuchung der Haut ist daher die sorgfältige Beschreibung dieser Veränderungen (**Effloreszenzen**). Die genaue Beobachtung und Beschreibung dieser Effloreszenzen eröffnen die unverhältnismäßig häufige Möglichkeit der **Blickdiagnose**. Ein in diesem Sinne wesentliches Element der dermatologischen Diagnostik ist die **Effloreszenzenlehre**. Hier wird insbesondere zwischen den unmittelbar durch die Krankheit hervorgerufenen **Primäreffloreszenzen** und den (häufig) sich aus diesen entwickelnden **Sekundäreffloreszenzen** unterschieden:

Primäreffloreszenzen

- Fleck (Makula): umschriebene Veränderung der Farbe im Hautniveau
- Knötchen (Papel, Papula): Veränderung < 0,5 cm, über Hautniveau
- Knoten (Nodulus, Nodus): Veränderung > 0,5 cm, über Hautniveau
- Bläschen (Vesicula): Hohlraum < 0,5 cm
- Blase (Bulla): Hohlraum > 0,5 cm
- Eiterbläschen (Pustel, Pustula): leukozytengefüllter Hohlraum
- Quaddel (Urtika): umschriebenes Hautödem

Sekundäreffloreszenzen

- Schuppe (Squama): Hornhautelemente über Hautniveau
- Kruste (Borke, Crusta): eingetrocknetes Blut oder Sekret
- Erosion (Erosio): oberflächlicher Epitheldefekt
- Hautabschürfung (Exkoriation, Excoriatio): oberflächlicher Hautdefekt, bis zum Korium reichend
- Schrunde (Rhagade, Rhagas): Riss in der Haut
- Geschwür (Ulkus, Ulcus): Hautdefekt vorgeschädigter Haut, bis unterhalb des Koriums reichend
- Narbe (Zikatrix): Defektheilung der Haut
- Nekrose (Necrosis): umschriebener Gewebsuntergang
- Gewebsschwund (Atrophie, Atrophia): Verdünnung der Haut

10.3   Spezielle Anamnese

- Veränderungen der Hautbeschaffenheit (Hautanhangsgebilde): Änderungen der Farbe, Oberfläche, Temperatur, Schweißneigung, Fettabsonderung

- Juckreiz: Lokalisation, Dauer, Abhängigkeit, Auslösbarkeit (Wärme, Wasser)
- Allergien: Heuschnupfen, Asthma bronchiale, Neurodermitis
- Stoffwechselerkrankungen: Diabetes mellitus, Schilddrüsendysfunktion, Lebererkrankungen, Nierenerkrankungen, hämatologische Funktionsstörungen etc.
- frühere Hauterkrankungen: insbesondere in der Kindheit
- Familienanamnese: erbliche Disposition abklären
- berufliche Exposition: Kontakt mit Stäuben, Chemikalien, weiteren Allergenen
- medikamentöse Therapien: Abklärung iatrogener Dermatosen

10.4   Inspektion, Palpation

Vorgehen

Die Inspektion ist der entscheidende Schritt der dermatologischen Diagnosestellung. Sie kann durch Palpation der Effloreszenzen und dem Einsatz o.g. Hilfsmittel - wie z.B. der Lupe - ergänzt werden. Die morphologische Beschreibung der inspizierten Veränderungen erfolgt mittels der Effloreszenzenlehre (→ **128**). Darüber hinaus lässt sich das **Hautniveau** („über", „im" oder „unter" Hautniveau"), die **Begrenzung**, die **Lokalisation** und das **Verteilungsmuster** ergänzend beschreiben.

Befunde

- blasse Haut: Konstitution, Anämie, Durchblutungsstörung, Schock, Vitiligo (weiße pigmentfreie Flecken der Haut)
- rote Haut: Konstitution, Alkohol, Erregung, Entzündung, Fieber
- gelbliche Haut: Konstitution, Ikterus, Ernährung
- bräunliche Haut: Konstitution, Sonnenexposition, Hämochromatose, M. Addison, Medikamente

- bläuliche Haut: Zyanose
- trockene Haut: Konstitution, Alter, Exsikkose (Austrocknung, Dehydratation)
- Hyperhidrose (verstärkte Schweißbildung): Konstitution, Hyperthyreose, Sympathikusaktivierung, beginnendes Kompartmentsyndrom (Gewebsdrucksteigerung in einem geschlossenen Muskelkompartiment mit Gefahr der Muskelnekrose)
- Hypohidrose (verminderte Schweißbildung): Alter, Sklerodermie, Neurodermitis
- Seborrhö (verstärkte Talgproduktion): Hormonstörung, Acne vulgaris, seborrhoisches Ekzem, M. Parkinson
- Sebostase (verminderte Talgproduktion): Konstitution, Alter, Medikamente, atopisches Ekzem
- Petechien (punktförmige Blutungen): Gerinnungsstörung, Thrombozytenstörung
- Ekchymosen (kleinflächige Blutung): Gerinnungsstörung, Thrombozytenstörung, Trauma
- Spider naevus (Spinnennävus = arterielle Gefäßneubildung mit zentralem Gefäßknötchen): z.T. physiol., Leberzirrhose, Gravidität
- Teleangiektasien (bleibende Erweiterungen kleiner Hautgefäße): Kollagenosen, Leberstörungen

ABCDE-Regel bei Melanomverdacht	
A	Asymmetrie
B	Begrenzung unregelmäßig
C	Colorit inhomogen
D	Durchmesser > 5 mm
E	Elevation

11. Nervensystem

11.1 Allgemein

11.1.1 Vorab

Die Untersuchung des Nervensystems ist unvergleichbar schwierig und aufwendig und bereitet dem Anfänger häufig Probleme. Die besondere Schwierigkeit liegt darin, dass die fassbaren Symptome zunächst nur eine Lokalisation des krankhaften Geschehens (sogenannte **topische Diagnostik**) ermöglichen, aber nicht auf die Art der Erkrankung schließen lassen. Zudem ist bei der Fülle der neurologischen Funktionsprüfungen meist eine Auswahl notwendig. Daher sollte die neurologische Untersuchung möglichst in immer gleicher Reihenfolge und nach einem bestimmten Schema ablaufen. Ein sinnvoller Aufbau des Untersuchungsganges ist die **Gliederung nach den Funktionssystemen** (Reflexe, Motorik, Sensorik usw.). Darüber hinaus besitzt in der neurologischen Untersuchung die Anamnese einen besonderen Stellenwert, da sie entscheidende Hinweise auf die Art der Erkrankung gibt (zentral, peripher usw.) und – in Kombination mit dem Untersuchungsergebnis – häufig auf die Diagnose schließen lässt.

An **Hilfsmitteln** sind notwendig:
- Reflexhammer
- Nadel, Pinsel
- Taschenlampe
- Stieltupfer
- neurologische Stimmgabel
- Riech- und Geschmacksstoffe
- zwei Reagenzgläser mit kaltem und warmem Wasser

11.1.2 Spezielle Anamnese
- Orientierungs- und Gedächtnisstörungen
- Konzentrationsstörungen
- Veränderung der Stimmung, Antrieb
- Symptome neurologischer Dysfunktion: Schwindel, Synkopen (kurze Bewusstlosigkeit), Kopfschmerzen, Parästhesien (Sensibilitätsstörung), Lähmungen, Sprachstörungen
- frühere neurologische, psychiatrische Erkrankungen
- frühere Infektionserkrankungen mit neurologischer Beteiligung: Polio, Herpes zoster, Meningitis, Epilepsie im Kindesalter, Enzephalitis
- frühere Operationen: neurochirurgisch, traumatologisch, orthopädisch
- frühere Verletzungen des Schädels
- Medikamentenanamnese
- Alkohol- und Drogenabusus
- Familienanamnese
- Eigen- **und** Fremdanamnese: insbesondere bei bewusstlosen, mangelhaft orientierten und psychisch kranken Patienten

11.2 Psychischer Befund

Vorgehen
Die Untersuchung der Psyche des Patienten beginnt bereits beim Anamnesegespräch, in welchem wichtige Hinweise erfasst werden können. Die eigentliche Untersuchung dient lediglich der orientierenden Prüfung der Psyche. Eine endgültige Diagnosestellung sollte dabei dem Fachmann vorbehalten bleiben.

Befunde
- **Bewusstseinslage**:
  - wacher Patient
  - Somnolenz: schläfriger Patient, jedoch erweckbar
  - Sopor/Stupor: tief benommener Patient, nur durch schmerzhafte Reize erweckbar
  - Koma: Bewusstlosigkeit, keine Reaktionen provozierbar
- **Orientierung**:

Die Prüfung der Orientierung des Patienten gibt einen ersten Eindruck über dessen Realitätsbezug. Durch eindeutige Äußerungen während der Anamnese kann dieser Teil entfallen.

  - **örtliche Orientierung:** Befragung nach Aufenthaltsort (z.B. Krankenhaus, Stadt, Adresse)
  - **zeitliche Orientierung:** Befragung nach dem Wochentag, dem Jahr
  - **personelle Orientierung:** Befragung zur eigenen Person, zum Arzt, zum amtierenden Bundeskanzler

Bewusstseinslage und Orientierung werden z.B. im Notarztdienst anhand der **Glasgow Coma Scale** eingeteilt:

Reaktion	neurologische Funktion	Punkte
Reaktion der Augen	spontanes Öffnen	4
	Öffnen auf Anrede	3
	Öffnen auf Schmerzreiz	2
	keine Augenreaktion	1
Verbale Reaktion	orientiert	5
	verwirrt, desorientiert	4
	unzusammenhängende Worte	3
	unverständliche Laute	2
	keine verbale Reaktion	1
Motorische Reaktion	befolgt Aufforderungen	6
	gezielte Schmerzabwehr	5
	Massenbewegungen	4
	Beugesynergismen	3
	Strecksynergismen	2
	keine motorische Reaktion	1

Der Coma-Score ergibt sich aus der Addition der Punkte der drei Reaktionskategorien, z.B. 3 Punkte zerebraler Tod, < 8 Punkte schwere Hirnfunktionsstörung, <9 Intubation, 15 Punkte normale zerebrale Funktion.

• Aufmerksamkeit:

Die allgemeine Aufmerksamkeit und Konzentrationsfähigkeit,
d.h. Fixation auf ein konkretes Thema, lässt sich bereits während
der Anamnese gut beurteilen. Ergänzend können kleine
Rechenaufgaben gestellt werden:

- **Tests zur Konzentrationsfähigkeit:** z.B. Rückwärtszählen
  von 100 unter Subtraktion von 9 (100-9=91, 91-9=82, 82-9=
  etc.)

• Stimmungslage

Die Beurteilung der Stimmungslage dient nur der groben
Orientierung und kann betont subjektiv beurteilt werden, wie z.B.:

- **nervös**
- **unruhig**
- **ausgeglichen**
- **fröhlich**
- **gereizt**
- **aggressiv**
- **depressiv**

• Gedächtnis

Hirnfunktionsstörungen äußern sich häufig frühzeitig durch
Gedächtnisstörungen. Dabei muss nach folgenden drei
Gedächtnisformen differenziert werden:

- **Ultrakurzzeitgedächtnis:** Überprüfung erfolgt durch
  Nachsprechen, z.B. in Form von Zahlenkombinationen
- **Kurzzeitgedächtnis:** Nachsprechen von Wortkombinationen
  nach kurzer Latenz; z.B. wird die Kombination „Abfalleimer,
  München, Waschstraße" nach einigen Minuten
  Beschäftigung mit anderen Themen abgefragt

- **Langzeitgedächtnis:** sinnvoll ist, Fragen zur eigenen
  Biographie zu stellen; z.B. Schule, Beruf, Hochzeit, Kinder;
  muss durch Fremdanamnese verifiziert werden!

11.3 Untersuchung der Reflexe

Vorgehen
Zur Erfassung des Reflexstatus wird zw. Eigen- und Fremdreflexen
unterschieden. Physiologische **Eigenreflexe** (syn.
Muskeleigenreflexe) sind monosynaptische Reflexe, d.h. Reizort
und Erfolgsorgan sind identisch (Muskel). **Fremdreflexe** zählen zu
den polysynaptischen Reflexen, d.h. Reizort und Reflexorgan sind
verschieden. Sie können physiologisch und pathologisch sein. Bei
nur schwer auslösbaren Reflexen kann man sich der
Reflexbahnung bedienen. Dies geschieht z.B. in Form einer
leichten Vordehnung des jeweiligen Muskels oder durch den
Jendrassikschen Handgriff (Mitinnervation der Muskulatur),
bei dem der Patient die verhakten Hände auseinanderziehen soll.
Grundsätzlich müssen jedoch die Extremitäten entspannt gelagert
werden.

Befunde
• gesteigerte Reflexe: zentrale Läsionen
• abgeschwächte Reflexe: Läsionen des peripheren Neurons

Tipp: *Vorsicht bei Querschnittssymptomatik: hier sind die Reflexe
zunächst abgeschwächt, später dann gesteigert!*

• **Eigenreflexe:**
  - **Bizepssehnenreflex** (C5, C6): Schlag auf (den Daumen des
    Untersuchers auf der) Bizepssehne löst
    Unterarmbeugung aus

- **Radiusperiostreflex** (C5, C6): Schlag auf radiale Kante des Radiusköpfchens führt zu Unterarmbeugung
- **Trizepssehnenreflex** (C6, C7, C8): Schlag auf Trizepssehne löst Unterarmstreckung aus
- **Patellarsehnenreflex** (L2, L3, L4): Schlag auf die Patellarsehne führt zu Streckung im Kniegelenk
- **Achillessehnenreflex** (L5, S1, S2): Schlag auf Achillessehne löst Plantarflexion des Fußes aus

• **physiologische Fremdreflexe**:
- **Pupillenreflex** (N. opticus): Beleuchtung des Auges führt zur Pupillenverengung, Lichtreflex: direkt/indirekt
- **Kornealreflex** (N. trigeminus): Berührung der Kornea führt zum Lidschluss
- **Bauchhautreflex** (Th6-Th12): Durch Bestreichen der Bauchdecke werden Kontraktion der Bauchmuskulatur hervorgerufen
- **Kremasterreflex** (L2-L3): Bestreichen der Oberschenkelinnenseiten löst beim Mann Hodenhochzug aus
- **Analreflex** (S3-S5): Durch Bestreichen der Perianalzone wird eine Sphinkterkontraktion ausgelöst

• **pathologische Fremdreflexe**:
- **Babinski-Reflex** (bei Neugeborenen nicht pathologisch! → **160**): Bestreichen der lateralen Fußsohle bewirkt Zehenspreizen und Dorsalflexion der Großzehe
- **Saugreflex**: Bestreichen des Mundbereichs führt zu Saug- und Schluckbewegungen
- **Orbicularis-oculi-Reflex**: Schlag auf Glabella (Glätzchen, unbehaarte Stelle zwischen den Augen) löst Kontraktion des M. orbicularis oculi aus (Glabella-Lid-Reflex)

11.4 Untersuchung der Hirnnerven

Vorgehen
Nacheinander sind die Hirnnerven I bis XII zu untersuchen.
Dadurch werden der Verlauf und die spezifische Innervation jedes
einzelnen Hirnnerven sowie die Funktion des Hirnstammes
überprüft.
Nachfolgend werden jeweils die spezifische Funktion,
die Vorgehensweise der Untersuchung sowie typische
Ausfallmuster der Hirnnerven beschrieben.

11.4.1 I. Nervus olfactorius

Funktion
Geruchsempfindung

Vorgehen
Störungen des Geruchssinns werden nur bei beidseitigem Ausfall
wahrgenommen (Geschmacksstörung). Daher ist in jedem Fall
seitengetrennt zu untersuchen. Hierzu werden dem Patienten bei
geschlossenen Augen Geruchsproben getrennt vor jedes Nasenloch
gehalten. Das andere Nasenloch muss zugedrückt werden. Der
Patient soll angeben, ob und was er riecht. Als Geruchsproben
dienen z.B. Kaffeepulver, Zimt, Vanille etc., nicht aber Schleim-
hautreizstoffe wie Ammoniak oder Zitrusduft
(Trigeminusreizung!).

Befunde
• einseitige Störung der Geruchswahrnehmung: Läsion
  N. olfactorius, Fila olfactoria, Läsion des Frontallappens
  (Tumoren, Traumen, Apoplex, Blutungen etc.)

- beidseitige Störung der Geruchswahrnehmung, verminderte Geschmackswahrnehmung: verstopfte Nase (Nasenschleimhautschwellung), chronischer Nikotin- oder Drogenabusus, Hirntrauma

11.4.2 II. Nervus opticus

Funktion
optische Wahrnehmung

Vorgehen
Zur detaillierten Prüfung des Nervus opticus zählt die Visusprüfung (→ **41**), die Gesichtsfeldprüfung (→ **44**) und die Fundoskopie (→ **45**).

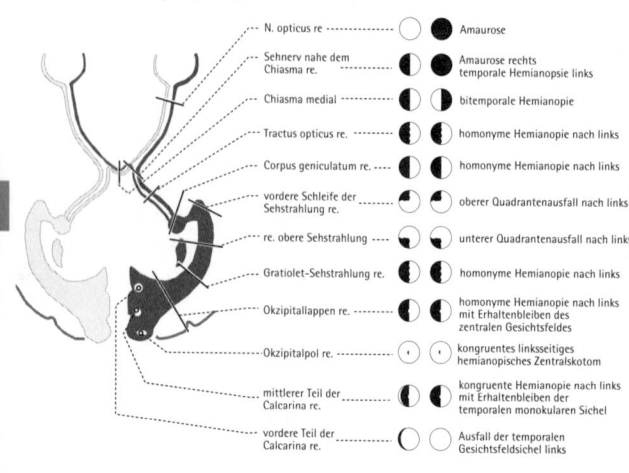

N. opticus re		Amaurose
Sehnerv nahe dem Chiasma re.		Amaurose rechts temporale Hemianopsie links
Chiasma medial		bitemporale Hemianopie
Tractus opticus re.		homonyme Hemianopie nach links
Corpus geniculatum re.		homonyme Hemianopie nach links
vordere Schleife der Sehstrahlung re.		oberer Quadrantenausfall nach links
re. obere Sehstrahlung		unterer Quadrantenausfall nach links
Gratiolet-Sehstrahlung re.		homonyme Hemianopie nach links
Okzipitallappen re.		homonyme Hemianopie nach links mit Erhaltenbleiben des zentralen Gesichtsfeldes
Okzipitalpol re.		kongruentes linksseitiges hemianopisches Zentralskotom
mittlerer Teil der Calcarina re.		kongruente Hemianopie nach links mit Erhaltenbleiben der temporalen monokularen Sichel
vordere Teil der Calcarina re.		Ausfall der temporalen Gesichtsfeldsichel links

Befunde

- **homonyme Hemianopsie** (Ausfall jeweils der rechten oder linken Bildhälfte): Läsion des Kortex
- **bitemporale Hemianopsie** (Ausfall beider lateralen Bildhälften): Läsion im Bereich des Chiasma opticum
- blasse Papille, enge Gefäße: Atrophie des N. opticus (Glaukom, Trauma, Tumor)
- Vorwölbung der Papille: Papillitis, intrazerebrale Druckerhöhung (Tumor, Ödem, Blutung etc.)

11.4.3 III. Nervus oculomotorius, IV. Nervus trochlearis, VI. Nervus abducens

Funktion

Blickmotorik;

N. III: Innervation aller Augenmuskeln bis auf
M. obliquus superior und M. rectus lateralis;

N. IV: Innervation M. obliquus superior;

N. VI: Innervation M. rectus lateralis.

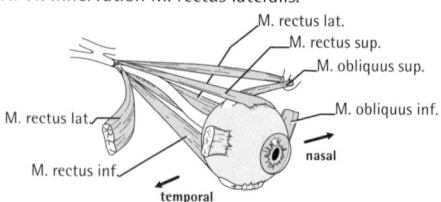

Augenmuskeln

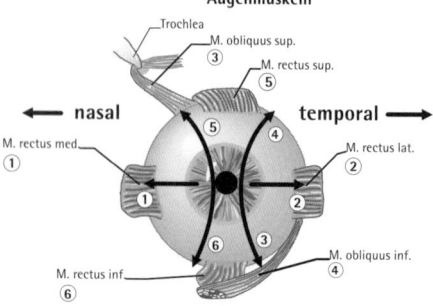

Augenmuskeln

Vorgehen

Zur Prüfung der drei Nerven muss der Patient (bei fixiertem Kopf) dem Finger des Untersuchers nach oben, unten, rechts und links folgen. Zu beachten ist eine Achsendivergenz der Bulbi.

Der Patient ist nach Doppelbildern zu befragen. Deren Abstand nimmt beim Blick in Richtung des gelähmten Muskels zu.

Befunde

- Störung der Augenmotorik: Läsion des entsprechenden Nervs, Myopathie, Läsion des ZNS, Orbitabodenfraktur, Tumor der Orbita
- Störung der Abduktion: Läsion N. abducens
- Störung des Blicks nach unten und medial: Läsion N. trochlearis
- Störung des Blicks in alle Richtungen (außer nach lateral), Mydriasis, Ptose: Läsion N. oculomotorius

Tipp: *Das Auftreten von Doppelbildern ist zunächst immer als Warnsymptom zu werten und gehört unmittelbar abgeklärt!*

11.4.4 V. Nervus trigeminus

Funktion

Sensible Versorgung des Gesichts und großer Anteile der Schleimhäute des Kopfes; motorische Versorgung der Kaumuskulatur (M. masseter, M. temporalis).

Vorgehen

Prüfung des **Kornealreflexes** mit einem Wattetupfer. Dazu blickt der Patient nach oben und der Untersucher berührt kurz die (untere) Hornhaut mit dem Wattetupfer (physiologischerweise reflektorischer Leidvolles).
Prüfung der Sensibilität des gesamten Gesichtes mit Pinsel (Berührungsreiz) und Nadel (Schmerzreiz). Dabei sind die Gebiete der Äste genauestens zu beachten (siehe Zeichnung).
Zur Prüfung des

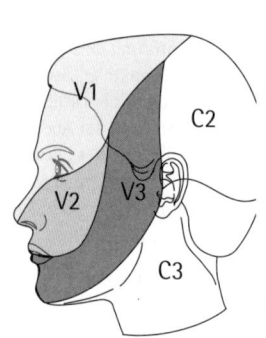

Masseterreflexes schlägt man mit dem Reflexhammer auf den am Kinn aufgelegten Mittel- und Zeigefinger.
Physiologischerweise kommt es zu einer kurzen Kontraktion.

Befunde

• Ausfall des Masseterreflexes: Läsion zwischen Hirnstamm und oberem Rückenmark (1. u. 2. Motoneuron)
• einseitige Minderung der Kaumuskelfunktion: ipsilaterale Schädigung des N. trigeminus

- fehlender Lidschluss bei Kornealreflex: Läsion N. trigeminus oder N. facialis, afferenter Schenkel des Reflexes (Sensibilität) = Störung V1, efferente Schenkel des Reflexes = Störung V2
- scharf begrenzte „zwiebelschalenförmige" Sensibilitätsstörung: entsprechend Abbildung Läsion V1, V2 oder V3

11.4.5 VII. Nervus facialis

Funktion

Sensible Versorgung der vorderen zwei Drittel des Geschmacksempfindungsbereichs der Zunge; motorisch wird die gesamte mimische Muskulatur einschließlich Platysma innerviert; Innervation M. stapedius (Stapediusreflex), Tränen- und Speichelsekretion (N. petrosus major).

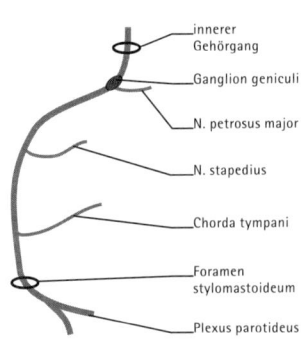

innerer Gehörgang

Ganglion geniculi

N. petrosus major

N. stapedius

Chorda tympani

Foramen stylomastoideum

Plexus parotideus

Verlauf des N. facialis

Vorgehen

Prüfung der **mimischen Muskulatur** durch Stirnrunzeln, Augenschluss, Pfeifen, Zähne zeigen. Die **Geschmacksprüfung** wird durch Aufbringen von Geschmacksstoffen auf die Zunge (Qualitäten: süß, sauer, bitter, salzig) durchgeführt. Dabei muss die Prüfung jeweils seitengetrennt und im vorderen und hinteren (N. glossopharyngeus → **147**) Bereich getrennt getestet werden. Der Patient soll die verschiedenen Geschmacksqualitäten benennen können.

Befunde

- Ausfall der gesamten mimischen Muskulatur
  (inklusive Stirnrunzeln): periphere Fazialisparese
- Ausfall der mimischen Muskulatur bei erhaltenem Stirnrunzeln
  (Augenschluss): zentrale Fazialisparese
- Geschmacksstörungen der vorderen zwei Drittel:
  Läsion der Chorda tympani
- Hyperakusis (gesteigertes Hörempfinden, anamnestisch):
  Läsion N. stapedius

11.4.6 VIII. Nervus vestibulocochlearis

Funktion

N. vestibularis: innerviert Gleichgewichtsorgan (Vestibularorgan);
N. cochlearis: akustische Wahrnehmung

Vorgehen

Prüfung des Gehörs (→ 47) und des Gleichgewichtsorgans (→ 52)

Befunde

- Schalleitungsstörungen: Verschluss des äußeren Gehörgangs
  (Zerumen = Ohrenschmalz, Fremdkörper), Otitis externa und
  Otitis media
- Schallempfindungsstörungen:
  Läsion des N. vestibularis, Otitis interna
- Gleichgewichtsstörungen: Blutdruckschwankungen,
  Karotisstenose, vertebrobasiläre Insuffizienz, M. Ménière,
  Akustikusneurinom, Neuronitis vestibularis, Cupulolithiasis,
  HWS-Syndrom, Kleinhirnläsionen, multiple Sklerose

11.4.7 IX. Nervus glossopharyngeus

Funktion
Motorische Innervation des Pharynx (mit N. X),
sensible Innervation Pharynx, Larynx, hinterer Gehörgang;
sensorische Innervation hinteres Zungendrittel (Geschmack)

Vorgehen
Siehe N. vagus!

11.4.8 X. Nervus vagus

Funktion
Motorische Innervation Pharynx, Larynx (mit N. IX), Gaumensegel;
sensible Innervation Gaumen, äußerer Gehörgang, Pharynx;
autonom-nerval: parasympathische Anteile des Thorax und
Abdomens

Vorgehen (N. IX und N. X)
Beurteilung der **Gaumensegelfunktion**. Prüfung des
Würgreflexes (Afferenz: N. IX, Efferenz N. X) durch kurze
Berührung der Uvula mit dem Spatel. Dabei genaue Beachtung
von Seitendifferenzen.

Befunde (N. IX und N. X)
• **Kulissenphänomen**: Verlagerung des Gaumensegels zur nicht
  geschädigten Seite bei einseitiger Läsion
• völlige Bewegungslosigkeit des Gaumensegels beim Sprechen:
  beidseitige Läsion
• Heiserkeit: Dysfunktion der Stimmbänder, Recurrensläsion
• nasale Sprache: mangelnde Abdichtung des Nasopharynx
  durch Funktionsausfall des Gaumensegels
• Ausfall des Würgreflexes: Läsion der Hirnnerven IX oder X

11.4.9 XI. Nervus accessorius

Funktion
Motorische Innervation M. sternocleidomastoideus und
M. trapezius.

Vorgehen
Die Funktion beider Muskeln wird durch **Schulterheben** und
Kopfwenden gegen Widerstand überprüft. Darüber hinaus ist eine
Atrophie beider Muskeln bei Parese gut zu erkennen.

Befunde
- keine Schulterhebung (gegen Widerstand) möglich:
  Ausfall M. trapezius
- keine Kopfwendung gegen Widerstand möglich:
  Ausfall M. sternocleidomastoideus

11.4.10 XII. Nervus hypoglossus

Funktion
Motorische Innervation der Zunge.

Vorgehen
Prüfung der Beweglichkeit der herausgestreckten Zunge.
Achten auf Zeichen der Atrophie.

Befunde
- Zunge weicht einseitig ab: Abweichung zur paretischen Seite
- Zunge lässt sich nicht herausstrecken: beidseitige Parese

11.5 Untersuchung der Motorik

Vorgehen

Die allgemeine Beurteilung der Motorik kann neben den unten aufgeführten **Charakteristika der Muskelfunktion** durch einige **orientierende Prüfungen** vorgenommen werden.

Befunde

- extrapyramidale Symptome:
  - Tics (plötzlich einsetzende stereotype Muskelzuckungen)
  - Tremor (rhythmisch aufeinanderfolgende Kontraktionen antagonistischer Muskeln)
  - Zuckungen
- Muskelernährung (Trophik):
  - eutroph: normal
  - atroph (hypotroph): altersbedingt, Kachexie (Auszehrung)
  - hypertroph: Überbeanspruchung
- Muskelkraft:
  - Parese: Muskelschwäche
  - Plegie, Paralyse: vollständige Lähmung
- Muskeltonus:
  - **Rigor:** gleichmäßige Tonuserhöhung, die bei zunehmender Dehnung gleichbleibend ist (Zahnradphänomen des M. Parkinson)
  - **Spastik:** Tonuserhöhung, die typischerweise einen federnden Widerstand zeigt
- Orientierende Prüfungen:
  - **beidseitiger Händedruck** (überkreuzt!): Erfassung von Seitenunterschieden der Kraft

- **Armhalteversuch:** mit geschlossenen Augen soll der Patient seine Arme parallel halten; bei latenten Paresen Absinken eines Armes
- **Finger-Nase-Versuch:** Patient soll bei geschlossenen Augen unter weit ausholenden Bewegungen Zeigefinger auf die Nase führen. Intentionstremor und Zielataxie bei Kleinhirnerkrankungen
- **Rebound-Test:** der Patient soll mit geballter Faust gegen Widerstand des Untersuchers im Ellbogengelenk strecken. Bei Erkrankungen des Kleinhirns kommt es zu einer ungebremsten Bewegung in Richtung des vorherigen Anspannens (CAVE: Schlag gegen Kopf!).
- **Romberg-Versuch:** Patient soll sich mit geschlossenen Augen und ausgestreckten Armen und möglichst geschlossenen Beinen hinstellen. Bei Standataxie kann es dabei zu Fallneigung kommen

11.6   Untersuchung der Sensibilität

Vorgehen

Die Untersuchung der Sensibilität ist relativ ungenau, da sie stark von der subjektiven Einschätzung abhängig ist. Neben den folgenden zu untersuchenden Qualitäten der Sensibilität ist besonders darauf zu achten, die **Ausbreitung** und **Symmetrie** der möglichen Sensibilitätsstörung abzugrenzen:

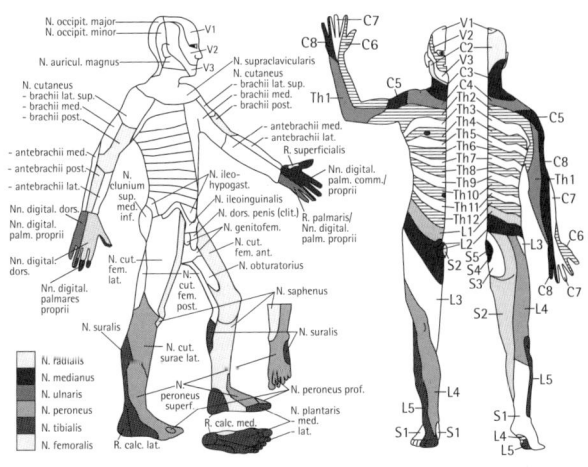

N. occipit. major
N. occipit. minor

N. auricul. magnus

N. cutaneus
- brachii lat. sup.
- brachii med.
- brachii post.

- antebrachii med.
- antebrachii post.
- antebrachii lat.

N. clunium sup. med. inf.

Nn. digital. dors.
Nn. digital. palm. proprii

Nn. digital. dors.

Nn. digital. palmares proprii

N. cut. fem. lat.

N. suralis

N. cut. surae lat.

N. peroneus superf.

R. calc. lat.

V1
V2
V3

N. supraclavicularis
N. cutaneus
- brachii lat. sup.
- brachii med.
- brachii post.

antebrachii med.
antebrachii lat.
R. superficialis

N. ileo-hypogast.
N. ileoinguinalis
N. dors. penis (clit.)
N. genitofem.
N. cut. fem. ant.
N. obturatorius

N. saphenus

N. suralis

N. peroneus prof.

N. plantaris med. lat.

R. calc. med.

Nn. digital. palm. comm./ proprii

R. palmaris/ Nn. digital. palm. proprii

N. cut. fem. post.

C7
C8   C6
C5
Th1
C4
C3
C4
V1
V2
C2
V3
C3
C4
Th2
Th3
Th4
Th5
Th6
Th7
Th8
Th9
Th10
Th11
Th12
L1
L2
S5
S2 S4
S3
C5
C8
Th1
C7
C6
L3
C8 C7
S2
L4
L3
L4
L5
L5
S1
S1 S1
L4
L5

Legend:
- N. radialis
- N. medianus
- N. ulnaris
- N. peroneus
- N. tibialis
- N. femoralis

Radikuläre Dermatome

Befunde

- **Berührungsempfinden**: Beurteilung der Berührung verschiedener Stellen des Körpers mit einer Kanüle
  - Hypästhesie: vermindertes Berührungsempfinden
  - Anästhesie: aufgehobenes Berührungsempfinden
  - Parästhesie: atypisches Berührungsempfinden (Ameisenlaufen, Kribbeln, Taubheitsgefühle)
- **Schmerzempfinden:** Prüfung mittels einer spitzen Nadel, mit der man verschiedene Körperstellen untersucht. Häufige Wiederholungen sind notwendig, um Artefakte auszuschließen
  - Hypalgesie: vermindertes Schmerzempfinden
  - Analgesie: fehlendes Schmerzempfinden
  - Hyperalgesie: gesteigertes Schmerzempfinden
- **Temperaturempfinden:** Prüfung mittels eines kalten und eines warmen Reagenzglases
  - verminderte Temperaturempfindung: Schädigung des Tractus spinothalamicus, Querschnittssyndrom
- **Vibrationsempfinden:** eine spezielle Stimmgabel wird an verschiedenen Knochenpunkten von distal nach proximal angelegt und der Patient soll angeben, wo und wann er die Vibration erstmalig verspürt
  - herabgesetztes Vibrationsempfinden: Polyneuropathie, Hinterstrangerkrankung (z.B. Tabes dorsalis), Diabetes mellitus

12. Kinder

12.1 Vorab

Die Anamnese und Untersuchung des Kindes folgen prinzipiell einer ähnlichen Vorgehensweise wie bei Erwachsenen, allerdings sind die Schwerpunkte anders gelagert. So spielt die **Umgebung**, d.h. die Ausstattung der Untersuchungsräume, vorzugsweise mit bunten Farbmerkmalen, eine genauso große Rolle wie die Bemühung um den **Aufbau von Vertrauen** (z.B. Zivilkleidung des Untersuchers). Auch hat die Einbeziehung von **Bezugspersonen** (Eltern!) einen gänzlich anderen Stellenwert. Sinnvollerweise bezieht man diese eng mit in die Untersuchung ein (z.B. Kind auf dem Arm der Mutter untersuchen). Die Anamnese lässt sich meist gar nicht anders als in Form einer **Fremdanamnese** erfassen. Auch der Stil und Aufbau der Untersuchung sind anders strukturiert. Ein **spielerischer Umgang** mit dem Kind und den notwendigen Instrumenten ist ebenso sinnvoll, wie das Aufschieben der unangenehmen Abschnitte der Untersuchung bis zum Schluss. Stärker noch als bei Erwachsenen ist auf Besonderheiten und Merkmale der **verschiedenen Altersstufen** zu achten. Der Untersucher muss seine Sprache, sein Auftreten und sein Untersuchungsverhalten dem jeweiligen Alters- und Entwicklungsstand des Kindes anpassen.

12.2 Spezielle Anamnese

12.2.1 Schwangerschaftsanamnese
- Probleme, Unregelmäßigkeiten (Fehlgeburt, Sectio, Nabelschnurkomplikationen)
- frühere Schwangerschaften: Unregelmäßigkeiten, Fehlgeburten

- Erkrankungen der Mutter: z.B. Gestose (Ödeme, Proteinurie, arterielle Hypertonie), HELP-Syndrom
- Einnahme von Medikamenten, Alkohol, Drogen
- Gewichtsentwicklung

12.2.2 Geburt
- Ort: Klinik, Hausgeburt
- genauer Zeitpunkt: Tag, Uhrzeit
- Geburtsverfahren: spontan, verzögert, operativ, Saugglocken-, Zangenentbindung
- Lage während der Geburt: Beckenendlage, Schädellage
- Dauer der Geburt
- Geburtsgewicht

12.2.3 Neugeborenenphase
- Apgar-Index (→ 155)
- Infektionen
- weitere Erkrankungen, Fehlbildungen
- Nahrungsaufnahme: Stillen, Abpumpen, Abstillen
- Ausscheidung: Urin, Mekonium (schwärzlich-grüner Stuhl des Neugeborenen)

12.2.4 Säuglingsphase
- Stillen: Dauer, Art der Gewinnung und Verabreichung
- Prophylaxemaßnahmen: Fluor, Vitamine
- Ausscheidungsprobleme
- Essverhalten

12.2.5 Entwicklungsanamnese
- Größe, Länge, Gewicht
- erste Rückendrehung

- erstes Sitzen, Stehen
- erstes Krabbeln, Gehen
- erste Worte
- Stubenreinheit

12.2.6 Soziale Anamnese
- abnorme Gewohnheiten
- Verhalten in Kindergarten, Schule
- Bezugs-, Aufsichtspersonen
- Geschwister
- Beruf der Eltern
- Freunde, Spielgefährten

12.2.7 Familienanamnese
- Fehlbildungen
- Blutsverwandtschaft der Eltern
- Infektionserkrankungen
- Stoffwechselleiden
- Allergien
- Krampfleiden
- maligne Erkrankungen

12.2.8 Apgar-Schema
Screening-Methode zur Beurteilung des Neugeborenen unmittelbar postnatal. Hierbei werden fünf Vitalitätsparameter (**A**ussehen, **P**uls, **G**rundtonus, **A**tmung und **R**eflexe) in der ersten Minute, nach fünf und erneut zehn Minuten nach Entbindung notiert. Jeder Parameter wird mit 0 bis 2 Punkten bewertet. Die

resultierende Gesamtpunktzahl hat **prognostischen Wert** für die weitere Entwicklung des Neugeborenen:

Apgar- Kriterien	Punkte		
	0	1	2
Aussehen	blau oder blass zyanotisch	Stamm rosig	extrem rosig
Puls	keiner	<100/min	>100/min
Grundtonus	schlaff	träge	guter Tonus, aktiv
Atmung	keine	flach, unregelmäßig	kräftig, regelmäßig
Reflexe	keine	Grimassieren	aktives Schreien, Husten, Niesen
Gesamt- punktzahl	10 - 9	8 - 5	< 5
Bewertung	normal	gefährdet	lebensgefährdet

12.3 Spezielle Untersuchungen

12.3.1 Allgemeiner Eindruck
- allgemeine Inspektion: Ernährungs- und Gesundheitszustand, Körperhaltung, Lebhaftigkeit
- Vitalitätszeichen: Atmung, Blutdruck (bei Kindern > 3 Jahren), Puls (A. brachialis), Temperatur (rektal)
- Wachstumsbestimmung: Größe (< 3 Jahren zusätzlich Kopfumfang), Gewicht

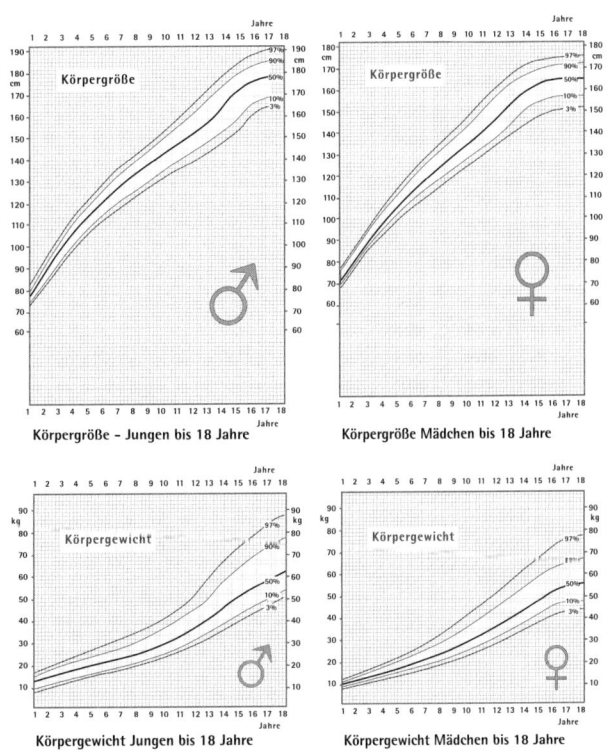

Körpergröße – Jungen bis 18 Jahre

Körpergröße Mädchen bis 18 Jahre

Körpergewicht Jungen bis 18 Jahre

Körpergewicht Mädchen bis 18 Jahre

Perzentilen

12.3.2 Kopf und Hals
- Kopf: Form, Symmetrie, Kopfhaut, Kopfhaar
- Mimik: Symmetrie, Veränderungen (Down-Syndrom, Fazialisparese)
- Hals: Symmetrie, Haltung, Schwellungen, Lymphknotenpalpation, Schilddrüsenpalpation

12.3.3 Augen
- Pupillenreaktion auf Licht
- Schielen
- Sehschärfe (soweit beurteilbar)
- Augenmuskelbewegungen: durch Fingerfolgeversuch

12.3.4 Ohren, Nase, Mund
- **äußeres Ohr**: Form, Symmetrie und Konsistenz der Ohrmuscheln, Ohrausfluss, grobe - seitengetrennte - Einschätzung des Hörvermögens (flüstern, hinter dem Kind mit Instrument spielen)
- inneres Ohr: Gehörgang und Trommelfell mit Otoskop auf Veränderungen untersuchen
- äußere Nase: Form, Symmetrie der Nase
- innere Nase: Septumstellung, Muschelentwicklung, Schwellungen, Absonderungen, Durchgängigkeit mit Spiegel testen (Niederschlag auf Spiegel!)
- Mund, Rachen: Lippen, Zahnentwicklung, Zunge, Wangenschleimhaut, Gaumen, Tonsillen, Rachenwand (unbedingte Vermeidung des Würgreflexes, daher möglichst ohne Spatel untersuchen)

12.3.5 Thorax
- Inspektion: Brustdrüsen (Vergrößerung, Verhärtung, Sekretion), Thoraxform (Mißbildungen - Rachitiszeichen), Symmetrie und

Gleichmäßigkeit der Atemexkursionen,
atemabhängige Einziehungen (jugulär, sternal, interkostal)
- Palpation: Fremitus (nur mit den Fingerspitzen)
- Perkussion: Flüssigkeits- und Luftansammlungen
  (Pneumothorax)
- Auskultation: entsprechende Stethoskopgröße, relativ laute
  Atemgeräusche aufgrund der dünnen Brustwand

12.3.6 Herz
- Inspektion: Zyanosezeichen, Uhrglasnägel,
  Trommelschlegelfinger
- Palpation: Schwirren, Herzspitzenstoß mit der
  Dreifingermethode untersuchen (von der vorderen Axillarlinie
  streichen drei Finger entlang des 3., 4. und 5. ICR nach medial)
- Auskultation: Beurteilung von Frequenz, Rhythmus,
  pathologische Herzgeräusche, Punctum maximum, Beachtung
  (häufiger) physiologischer Herzgeräusche

12.3.7 Abdomen
- Inspektion: Größe, Kontur, Hernien, Nabelanomalien
- Auskultation: Beurteilung der Darmgeräusche
- Palpation: Abwehrspannung, druckschmerzhafte Areale,
  Resistenzen, Größe der Leber und Milz
- Perkussion: Bestimmung der Milz- und Lebergröße

12.3.8 Rektum
- Entzündungen, Läsionen des Anus
- rektale Untersuchung mit kleinem Finger: Stenosen, Blut,
  Stuhlfarbe

12.3.9 Genitale des Mädchens
- vaginaler Ausfluss, Scheidenöffnung
- urethraler Ausfluss

12.3.10 Genitale des Jungen
- Lage, Größe der Hoden: Ausschluss Maldescensus testis
- Phimose, Beurteilung der Harnröhrenöffnung (Ausfluss)

12.3.11 Bewegungsapparat
- Beurteilung von Gang und Stand
- Prüfung der allgemeinen Beweglichkeit
- Beurteilung der wichtigsten Gelenke auf Schwellungen und Stellungen
- Missbildungen: Genu varum, Genu valgum, Paresen, Spina- bifida-Form der Wirbelsäule (Skoliose, Kyphose)

12.3.12 Haut
- Haarwuchs, Nägel
- Hautfarbe
- Hautturgor
- Exantheme, Effloreszenzen
- Naevi, weitere Hautläsionen: frühzeitig - eventuell durch Fotos - dokumentieren
- Suche nach Misshandlungen

12.3.13 Nervensystem
- Anpassung der beim Erwachsenen üblichen Untersuchungen an Intelligenz- und Entwicklungszustand des Kindes
- Reflexe: übliche Eigen- und Fremdreflexe
- Reflexe ab 4. Monat:

- **Galant-Reflex**: Bestreichen des Rückens neben der Wirbelsäule führt zur Biegung (Konkavität zur gereizten Stelle)
- **Glabella-Lid-Reflex** (→ **138**)
- **Puppenaugenphänomen**: bei passiver Drehung des Kopfes Zurückbleiben der Bulbi
- **Schreitphänomen**: bei Berühren der Fußsohlen des aufrecht gehaltenen Kindes führt es Schreitbewegungen durch
- Reflexe ab 7. Monat:
  - **Moro-Reflex**: bei abruptem Zurückfallenlassen des Kopfes breitet Kind die Arme aus und führt sie langsam zur Brust zurück
  - **Handgreifreflex**: Bestreichen der Handinnenflächen führt zu Fingerbeugung und Faustschluss
- Im 2. Lebensjahr:
  - **Landau-Reaktion**: bei Haltung in schwebender Bauchlage Heben des Kopfes und Streckung der Wirbelsäule, bei passiver Beugung des Kopfes Aufhebung der Wirbelsäulenstreckung und Beugung im Hüftgelenk
  - **Fußgreifreflex**: wie Handgreifreflex
  - **Babinski-Zeichen**: Bestreichen des lateralen Fußrandes führt zur Plantarflexion, Spreizung der Zehen 2 - 5 und Dorsalextension der Großzehe
- Meningitiszeichen:
  - **Opisthotonus**: krampfartige Reklination des Kopfes mit Überstreckung von Rumpf und Extremitäten
  - **Brudzinski-Zeichen**: reflektorische Beugung von Hüft- und Kniegelenk bei passivem Vorbeugen des Kopfes

- **Kernig-Zeichen**: Unmöglichkeit der aktiven Streckung des Beins im Kniegelenk bei im Hüftgelenk gebeugten und liegendem Patienten
- **Lasègue-Zeichen**: passives Anheben des gestreckten Beins führt durch Dehnung des N. ischiadicus zu Schmerzen in Gesäß und Oberschenkel

Die pocketcards sind medizinische Informationskarten im handlichen Taschenformat. Jede pocketcard bietet eine praktische und kompakte Zusammenstellung essentieller Infos zu Themen der täglichen Klinikarbeit.

EKG-Set

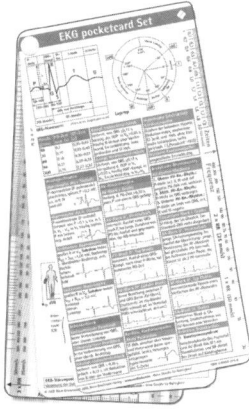

ISBN 3-89862-015-8; € 7,70/sFr 14,80

EKG pocketcard
EKG Auswertung pocketcard
EKG Lineal pocketcard

Anamnese & Untersuchung (Nr. 584)
Anästhesie-Intensiv-Meds 1 (Nr. 577)
Anästhesie-Intensiv-Meds 2 (Nr. 578)
Antibiotika 2003 (Nr. 022)
Antimykotika (Nr. 021)
Benzodiazepine (Nr. 585)
EKG (Nr. 572)
EKG auswertung (Nr. 536)
EKG-Lineal (Nr. 011)
Elektrolytstörungen (Nr. 002)
ICD 10 (Nr. 583)
ICD 10 chirurgie (Nr. 534)
ICD 10 innere (Nr. 533)
ICD 10 trauma (Nr. 535)
Lungenfunktion (Nr. 575)
Medizin im Internet (Nr. 025)
Nephro antibiotics (Nr. 539)
Nephro meds (Nr. 538)
Neugeborenes (Nr. 525)
Neurologie (Nr. 588)
Normalwerte (Nr. 573)
Notfall-Meds 1 (Nr. 579)
Notfall-Meds 2 (Nr. 580)
Ophthalmologie (Nr. 013)
Pädiatrie Development (Nr. 582)
Pädiatrie Notfall (Nr. 581)
Periodensystem (Nr. 528)
Reanimation (Nr. 576)
Säure-Basen (Nr. 537)
Sehproben (Nr. 013)
Skelettmuskulatur (Nr. 010)
Stroke (Nr. 001)
Terminologie (Nr. 003)
The English Patient (Nr. 586)
Vergiftungen (Nr. 024)

Börm
Bruckmeier
Verlag

Arzneimittel pockets

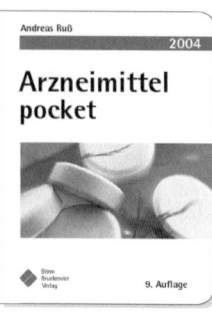

Andreas Ruß
2004
Arzneimittel
pocket

Börm Bruckmeier Verlag

9. Auflage

ISBN 3-89862-231-2   EUR 14,80

Arzneimittel pocket
für palm und pocket pc

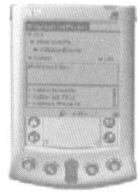

nur unter: www.media4u.com

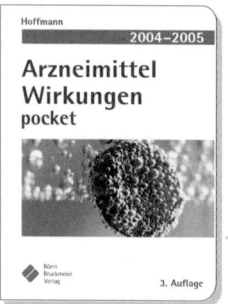

Hoffmann
2004–2005
Arzneimittel
Wirkungen
pocket

Börm Bruckmeier Verlag

3. Auflage

ISBN 3-89862-204-5   EUR 14,80

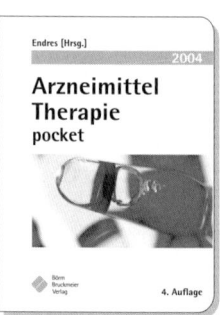

Endres [Hrsg.]
2004
Arzneimittel
Therapie
pocket

Börm Bruckmeier Verlag

4. Auflage

ISBN 3-89862-229-0   EUR 14,80

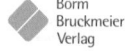

Börm
Bruckmeier
Verlag

13. Glossar

Suchbegriff	Erklärung	Seite
Adie-Syndrom	Pupillotonie (einseitige Mydriasis, schlechte Licht- und Konvergenzreaktion; Störung der postganglionären parasympathischen Innervation), Akkommodotonie (erschwerte Akkommodationsreaktion) und Reflexabschwächung der unteren Extremitäten; Anomalie meist ohne Krankheitswert	→ 44
Adson-Test	Untersuchung zur Diagnose des Thoracic-outlet-Syndroms; Schwächung des Radialis-Pulses durch Kopfreklination und Rotation zur betroffenen Seite	→ 88
Akromegalie	ausgeprägte Vergrößerung der Akren nach dem Wachstumsalter	→ 37 → 60
Allen-Test	1.) Methode zur Untersuchung von Durchblutungsstörungen (AVK) des Arms; Kompression der A. radialis (A. ulnaris) des hochgelagerten Arms, Aufforderung zum wiederholten Faustschluß, im Falle der ungenügenden Durchblutung durch das nicht komprimierte Gefäß Abblassen und Schmerzen der Hand 2.) Funktionstest des Palmarkreislaufes vor arterieller Punktion zur blutigen RR-Messung	→ 88
Amaurosis	Erblindung	→ 44
Anästhesie	aufgehobene Berührungsempfindung (Erkrankungsfolge oder durch gezielte Betäubung)	→ 152
Analgesie	fehlendes Schmerzempfinden	→ 152
Anasarka	ausgedehntes, lagerungsabhängiges Ödem infolge von Herz- oder Nierenversagen	→ 78
Aneurysma	Gefäßwandaussackung	→ 94
Ankylose	Gelenkversteifung	→ 109

Suchbegriff	Erklärung	Seite
Argyll-Robertson-Syndrom	reflektorische Pupillenstarre; fehlende direkte und konsensuelle Lichtreaktion bei erhaltener Konvergenzreaktion und Miosis; Symptom der Spätlues bzw. der Tabes dorsalis	→ 44
Asystolie	fehlende Kontraktion des Herzens mit Herz-kreislaufstillstand	→ 89
Aszites	Bauchwassersucht; Ansammlung von Flüssigkeit in der freien Bauchhöhle	→ 99
Ataxie	Störung der Koordination von Bewegungsabläufen	→ 31
Atelektase	verminderter bis fehlender alveolärer Luftgehalt und damit Minderbelüftung im entsprechenden Areal	→ 75
Atherom	Epidermoid: kugelig-glattes, prall-elastisches, gelbliches in der Vielzahl vorkommendes Gebilde der Haut (u. Unterhaut)	→ 51
Atopie	allerg. Überempfindlichkeitsreaktion vom Soforttyp (durch Reagine = IgE) vermittelt	→ 130
Babinski-Reflex	pathol. Fremdreflex zum Nachweis einer Pyramidenbahnschädigung: Bestreichen der lateralen Fußsohle mit spitzem Gegenstand löst Zehenspreizen und träge Dorsalflexion der Großzehe aus	→ 137 → 160
Bauchglatze	Verlust der oberen Schambehaarung bei hormonalen oder Stoffwechselstörungen; z.B. bei Leberzirrhose (hier evtl. mit Pektoralglatze und Achselhaarverlust)	→ 99
Bigeminus	Rhythmusstörung, bei der auf je zwei dicht aufeinandergefolgte Herzschläge eine Pause folgt	→ 78
Biotsche Atmung	unregelmäßige, terminale Schnappatmung (bei Hirntraumata, Hirndruckerhöhung)	→ 70

Suchbegriff	Erklärung	Seite
Blumberg-Zeichen	Loslaßschmerz im re. Unterbauch bei plötzl. Nachlassen einer tiefen Kompression des li. Unterbauchs; Zeichen für Appendizitis	→ 101
Bradypnoe	Atmung mit weniger als 10 Atemexkursionen pro Minute; verursacht durch Medikamente (Drogen!), ZNS-Erkrankungen, Hirndrucksteigerung jeglicher Genese	→ 70
Bulla	Blase; Hohlraum > 0,5 cm (intra- o. subepidermal, mit Exsudat, Blut o. Eiter gefüllt)	→ 128
Cheyne-Stokes-Atmung	periodische Atmung mit zu- u. abnehmender Frequenz u. Atemtiefe sowie Atempausen	→ 71
Cholesteatom	benigner, zwiebelschalenartiger Plattenepitheltumor, sog. Perlgeschwulst, im Subarachnoidalraum an der Hirnbasis, im Ventrikelsystem, Kleinhirnbrückenwinkel und in der supra- u. parasellären Region	→ 52
Cotton-wool-Herde	weißlich-fleckige Veränderungen des Augenhintergrunds, z.B. bei Bluthochdruck, Diabetes mellitus	→ 46
Courvoisier-Zeichen	eine bei Ikterus vergrößerte, harte, druckempfindliche - nicht schmerzhafte - Gallenblase (spricht gegen ein Gallensteinleiden u. für einen Tumorverschluß der Gallenwege o. der duodenopankreatischen Region)	→ 102
Cupulolithiasis	benigner paroxysmaler Lagerungsnystagmus	→ 146
Defense musculaire	Abwehrspannung; reflektorische Anspannung der Bauchdeckenmuskulatur bei Peritonitis	→ 101
Diaphanoskopie	Durchleuchtung mittels aufgesetzter Licht-quelle	→ 126 → 127
dikroter Puls	doppelgipfliger Puls	→ 79

Suchbegriff	Erklärung	Seite
Dyspnoe	jede Form einer Atemstörung. Subjektive Zeichen sind Atemnot, Lufthunger, Kurzatmigkeit, Beklemmung u. ä. Objektive Kriterien sind Tachypnoe mit oberflächl., Hyperpnoe mit vertieften o. ungleichmäßigen Atemzügen	→ 68 → 78
Dysurie	Schmerzen beim Wasserlassen	→ 17
Ejection click	frühsystolischer Austreibungston	→ 83
Ekchymosen	kleinflächige Blutungen	→ 130
Ektropium	Auswärtsdrehen der Lidränder	→ 40 → 119
Emphysem	Aufblähung der Lunge; irreversible Erweiterung der distal der Bronchioli terminales befindl. Lufträume; kann durch Dilatation (Volumen pulmonum acutum, akutes E.) o. Destruktion (atroph. E., sek. E.) eintreten	→ 73
Enophthalmus	Zurücksinken des Augapfels	→ 40
Entropium	einwärts gerollter Lidrand; dadurch scheuern die Zilien auf der Bulbusoberfläche	→ 40
Epistaxis	Nasenbluten	→ 53
Exkoriation	Hautabschürfung; oberflächlicher Hautdefekt, bis zum Korium reichend	→ 128
Exophthalmus	Hervortreten des Augapfels aus der Orbita	→ 40
Exsikkose	"Austrocknung" des Organismus als Folge einer negativen Flüssigkeitsbilanz, Dehydratation	→ 40
Facies hippocratica	Schwerkranke mit eingefallenen Gesichtszügen (spitze Nase, vorstehende Kinnpartie, eingefallene Schläfen), kaltschweißigem Gesicht und fahlgrauer Hautfarbe	→ 32

Suchbegriff	Erklärung	Seite
Fluor	1. Spurenelement; Anwendung zur Kariesprophylaxe 2. Ausfluß aus der Scheide u. höher gelegenen Genitalregionen. Hauptsymptom der Kolpitis, bedingt durch Störung der physiol. Scheidenflora	→ 118
Gestose	während der Schwangerschaft auftretende Stoffwechselentgleisungen mit Ödemen, Proteinurie, arterieller Hypertonie	→ 154
Gibbus	"Spitzbuckel"; scharfe (winkelförmige) Ventralabknickung der BWS (auf 1-2 Wirbelkörper beschränkt) durch Entzündungen, Tbc, Frakturen	→ 114
Gichttophus	Gichtknoten; aus Harnsäurekristallen und reaktivem Granulationsgewebe, v.a. in gering durchbluteten Geweben (Knorpel, Sehnen, gelenknahe Knochenbezirke) vorkommend	→ 51
Glabella	"Glätzchen"; unbehaarte Stelle zwischen den Augenbrauen	
Gunn-Zeichen	Kompression arterienüberkreuzter Venen	→ 46
Hämoptysis/ Hämoptoe	blutiger Husten	→ 69
Hemianopsie	Ausfall einer Gesichtsfeldhälfte	→ 44
Hernie	Eingeweidebruch, Bruch; Verlagerung von Organen/Organteilen aus ihrer angestammten Position durch eine sog. "Bruchpforte" hindurch in eine benachbarte entweder bereits vorhandene oder durch den Bruch gebildete Aussackung	→ 99
Hirsutismus	vermehrte, übermäßige Behaarung; männlicher Behaarungstyp bei Frauen	→ 30 → 38
Homans-Zeichen	bei passiver Dorsalreflexion des Fußes deutlicher Wadenschmerz (Thrombosezeichen)	→ 92

Suchbegriff	Erklärung	Seite
Horner–Syndrom	Ptosis, Miosis, Enophthalmus (Folge einer durch Schädigung des Sympathikus ausgelösten Lähmung der sympathisch innervierten Augenmuskeln)	→ 40
Hydrozele	Zyste im Hodenbereich durch Ansammlung seröser Flüssigkeit im Processus vaginalis peritonei = Tunica vaginalis testis	→ 127
Hypalgesie	verminderte Schmerzempfindlichkeit	→ 150
Hypästhesie	vermindertes Berührungsempfinden	→ 150
Hyperalgesie	gesteigerte Schmerzempfindlichkeit (Form der Hyperästhesie); segmental oder im Versorgungsgebiet eines sensiblen Nervs	→ 150
Hyperhidrose	verstärkte Schweißbildung	→ 130
Hypermetropie	Weitsichtigkeit	→ 42
Hypohidrose	verminderte Schweißbildung, z.B. bei Neurodermitis, Alter und Sklerodermie	→ 130
Hyposphagma	Punktblutungen in den Augenbindehäuten	→ 39
Ikterus	Gelbsucht; hell- bis dunkelgelbe Hautfarbe inf. Übertritts von Gallenbestandteilen in Haut und Konjunktiven; ab einer Bilirubinkonzentration im Serum von 2,0 mg/dl	→ 29 → 37 → 130
Kachexie	extremes Untergewicht, Auszehrung mit Kräfteverfall (Ursachen: maligne, konsumierende Erkrankungen; endokrine Erkrankungen; Stoffwechselerkrankungen, Entwicklung eines Diabetes mellitus Typ 1; Anorexia nervosa	→ 98
Kahnbauch	aktiv eingezogener Bauch bei Meningitis, zu Beginn einer Peritonitis	→ 98

Suchbegriff	Erklärung	Seite
Karpaltunnel-syndrom	Medianuskompressionssyndrom mit Sensibilitätsstörung der Hand im Versorgungsbereich des N. medianus, schmerzhaft behinderte Fingerbeugung, Spontanschmerz (Urs.: Kompression des N. medianus u. der Beugesehnen in dem osteofibrös umschlossenen Karpaltunnel)	→ 110
Katarakt	grauer Star, Linsentrübung	→ 46
Kulissen-phänomen	Verlagerung des Gaumensegels zur nicht geschädigten Seite bei einseitiger Läsion	
Kussmaul-Atmung	rhythmische, abnorm tiefe Atmung mit normaler oder erhöhter Frequenz zur respiratorischen Kompensation einer ausgeprägten metabolischen Azidose (z.B. bei diabet. Koma)	→ 71
Lagophthalmus	Unfähigkeit zum Lidschluß; häufigste Ursache: Fazialislähmung (paralyt. L.) mit Lähmung des Musculus orbicularis oculi	→ 40
Lanz-Probe	Druckschmerz im rechten Drittel der Verbingungslinie der Spinae iliacae anterior superiores	→ 101
Lasègue-Zeichen	Heben des gestreckten Beines eines liegenden Patienten; Test positiv, wenn Schmerzen bei Beugung bis 80 Grad auftreten (Zeichen der Reizung des Ischiasnervs und der entsprechenden Nervenwurzeln) bzw. bei Strecken eines im Kniegelenk gebeugten Beines	→ 160

Suchbegriff	Erklärung	Seite
Leriche-Syndrom	Aortenbifurkationssyndrom; Arteriitis o. Arteriosklerose im Bereich der Bifurcatio aortae mit Einengung durch sek. Thrombenbildung. Schwächegefühl u. schnelle Ermüdbarkeit der unteren Extremitäten: Abnahme der Erektions- u. Ejakulationsfähigkeit, Elfenbeinfarbe der Beinhaut, teilweises Fehlen der Beinpulse, Claudicatio intermittens; fast nur Männer betroffen	→ 86
Leukoplakie	senile Keratose der Mund- u. Genitalschleimhaut mit Zeichen chron. Entzündung; fakultative Präkanzerose, da Übergang in spinozelluläres Karzinom möglich; L. meist mechanisch o. chemisch verursacht. Orale haarförmige Leukoplakie: nicht abwischbare weißl.-haarförmige Beläge bei HIV-Infektion o. Immunsuppression (vermutl. durch Epstein-Barr-Virus verursacht)	→ 59
Makula	Fleck; umschriebene Hautveränderung, die das Hautniveau nicht überragt	→ 128
Maldescensus testis	Lageanomalie des Hodens, bei 2–3% aller reifen Neugeborenen. Häufigste Form: Ectopia testis superficialis: Hoden durch den Leistenkanal gewandert, danach vom physiol. Weg abgewichen, fixiert oberhalb des äußeren Leistenrings, der Aponeurose des Musculus obliquus abdominis externus aufliegend	→ 127
Mariskеn	Analfalten; nicht reponierbare Hautfalten außen am Anus als harmloser Restzustand einer abgeheilten perianalen Thrombose (füllen sich im Unterschied zu Hämorrhoiden bei der Bauchpresse nicht mit Blut)	→ 105
McBurney-Punkt	Druckschmerzpunkt Mitte der Verbindungslinie Nabel-Spina iliaca anterior superior	→ 101

Suchbegriff	Erklärung	Seite
Menarche	Zeitpunkt des ersten Auftretens der Regelblutung	→ 118
Menopause	letzte Menstruation im Klimakterium	→ 118
Meteorismus	starke Gasansammlung in den Hohlorganen des Bauchraums o. der freien Bauchhöhle, die zur Auftreibung der Bauchdecke + Zwerchfellhochstand führt	→ 99
Meyer-Zeichen	deutlicher Schmerz bei Streichen entlang der Tibiakante (Thrombosezeichen)	→ 92
Miktion	Wasserlassen	→ 98
Miosis	Pupillenverengung	→ 44
M. Basedow	Basedowsche Krankheit	
M. Parkinson	Parkinsonsche Krankheit	→ 32
Murphy-Zeichen	druckschmerzbedingtes Sistieren der Inspiration bei Palpation der Gallenblasenregion; spricht für akute Gallenblasenentzündung	→ 102
Musset-Zeichen	pulssynchrones Kopfnicken als Zeichen einer schweren Aorteninsuffizienz	→ 62
Mydriasis	Pupillenerweiterung durch Sympathikusreizung o. Okulomotoriuslähmung	→ 143
Myom	gutartige Geschwulst aus Muskelgewebe in der Gebärmutter	
Myopie	Kurzsichtigkeit	→ 42
Myxödem	bei Hypothyreose: wachsartige, blaß-fahle, leicht eindrückbare Haut im Gesicht (Unterlider) und an den Gliedmaßen (Handrücken), wobei im Gegensatz zum Ödem die Stelle nicht bewahrt wird, brüchige Nägel, stumpfes schütteres Haar; am Auge: schleimartige Substanzen lagern sich in der Leder- und Unterhaut ein	→ 39
Nephrotisches Syndrom	akut auftretende Glomerulonephritissymptomatik: Mikro- o. Makrohämaturie, Proteinurie, häufig mit Ödemen u. Hypertonie	→ 37

Suchbegriff	Erklärung	Seite
Neuralgie	Nervenschmerz, der anfallsartig o. wellenförmig einen best. Nerven, Plexus o. Anteile davon betrifft (z.B. Trigeminusneuralgie)	→ 69
Nodus/Nodulus	Knötchen, feste Erhabenheit von einer Größe > 0,5 cm, die das Hautniveau überragt	→ 128
Nonnensausen	über den Jugularvenen auskultierbares Geräusch bei Erhöhung der Strömungsgeschwindigkeit	→ 94
Nykturie	nächtliches Wasserlassen	→ 17
Nystagmus	rhythmisches, unwillkürliches "Augenzittern": langsame Bewegung in die eine und schnelle nachfolgende Bewegung in die entgegengesetzte Richtung (nach der der N. benannt wird!)	→ 39 → 47
Osteogenesis imperfecta	angeborene Erkrankung des Bindegewebes. Multiple Frakturen bereits bei Geburt, schwere Verkrüppelungen, Minderwuchs, geringe Lebenserwartung, nicht selten Totgeburt. Häufig blaue Skleren	→ 40
Panaritium	eitrige (phlegmonöse) Entzündung der Finger oder Zehen; nach Lokalisation und beteiligten Strukturen unterschieden, z.B. Nagelbettentzündung (P. parunguale / P. subunguale)	→ 110
Papel/Papula	Knötchen aus zelligem Material, das das Hautniveau bis 0,5 cm überragt	→ 128
Paraphimose	Präputium läßt sich nach dem Zurückziehen nicht mehr zurückstreifen	→ 127
Parästhesie	qualitative Sensibilitätsstörung; Fehlempfindung der Haut in Form von Kribbeln, Ameisenlaufen, pelziges Gefühl, „Einschlafen" von Gliedmaßen	→ 133
Parese	unvollständige motorische Lähmung	→ 148
Payr-Zeichen	Schmerz bei Druck unter die Fußsohle (Hinweis - unsicheres Zeichen - auf Phlebothrombose)	→ 92

Suchbegriff	Erklärung	Seite
Pectus carinatum	Hühnerbrust	→ 70
Pectus excavatum	Trichterbrust	→ 70
Petechien	kleinste, punktförmige Blutungen bei Kapillarzerreißung o. erhöhter Permeabilität. Zeichen für hämorrhag. Diathese, Vitaminmangel (C, D)	→ 130
Phimose	Verengung des Präputialrings vor der Glans penis. Die Haut läßt sich nicht über die Glans zurückstreifen. Bis 3. Lj. Normalzustand, danach Folge einer Entzündung (z.B. Balanitis)	→ 125
Phlegmone	eitrige interstitielle Entzündung v. a. durch Streptokokken (auch Staphylokokken), daher schwer abgrenzbar; Ausbreitung v. a. subkutan, -faszial oder intramuskulär	→ 93 → 109
Paralyse	im Unterschied zur Parese vollständige Lähmung einer Extremität (Monoplegie), beider Beine (Paraplegie), aller Extremitäten (Tetraplegie), einer Körperhälfte (Hemiplegie), des ganzen Körpers (Panplegie)	→ 149
Presbyopie	Alterssichtigkeit	→ 42
Priapismus	schmerzhafte Dauererektion des Penis	→ 127
Prolaps	Vorfall innerer Organe durch physiol. (P. des Uterus) o. künstl. Öffnungen (Hirnprolaps nach Verletzung)	→ 119
Pruritus	Juckreiz	→ 104
Ptosis	Herabhängen des Oberlids	→ 40
Pustel/Pustula	Eiterbläschen	
Ratschow-Lagerungsprobe	senkrechte Anhebung der Beine und Bewegung 2 min dorsal und planwärts - aufsetzen und Prüfung der Fußrötung u. Venenfüllung	→ 87

Suchbegriff	Erklärung	Seite
Raynaud-Krankheit	symmetrischer Vasospasmus, führt zunächst zu der typischen Abfolge Blässe, Zyanose, Rötung und Rückkehr zum Ausgangszustand der 2.-5. Finger, begleitet von Empfindungsstörungen und Schmerzen; im 2. Stadium kommt es u.a. zu Nekrosen ("Rattenbißnekrosen"); durch Nässe, Kälte und Vibration provozierbar	→ 29
Raynaud-Syndrom	sekundäre Form der Raynaud-Krankheit; nicht immer symmetrisch, längere Anfälle, häufiger mit Nekrosen; tritt v. a. auf bei lichtungsverlegenden Arteriopathien, Kollagenosen, chronischer Traumatisierung und Vergiftungen (Arsen, Blei, Ergotamin) auf; weiter auslösende Grundkrankheiten: neurogene Erkrankungen (Neuritis, Poliomyelitis, Kausalgie, Tumoren u.a.), neurovaskuläre Syndrome (Halsrippensyndrom, Scalenus-anterior-Syndrom, Kostoklavikularsyndrom), Kältezustände, Kryopathien	→ 41
Rebound-Test	Patient soll mit geballter Faust gegen den Widerstand des Untersuchers im Ellbogengelenk strecken. Läßt der Untersucher plötzlich los, erfolgt normalerweise eine Rückstoßbremsung; bei zerebellarer Schädigung kommt es zu einer überschießenden Bewegung in Richtung der vorherigen Anspannung	→ 150
Rhagade	kleiner Riß (Fissur) in entzündeter oder zu stark verhornender Haut in der Nähe natürlicher Körperöffnungen	→ 128
Rigor	gleichmäßige Tonuserhöhung	→ 149
Rinne-Versuch	monauraler Vergleich von Luft- und Knochenleitung zur Differenzierung von Innenohr- und Mittelohrschwerhörigkeit	→ 49

Suchbegriff	Erklärung	Seite
Romberg-Phänomen	starkes Schwanken bzw. Fallneigung beim Stehen mit geschlossenen Augen u. nebeneinandergestellten Füßen als Hinweis auf zerebellare Störung o. spinales Hinterstrangsyndrom	→ 150
Rovsing-Zeichen	Schmerzen im re. Unterbauch bei Druck auf das Colon descendens als Zeichen für Appendizitis	→ 101
Saugreflex	pathologischer Fremdreflex; Bestreichen des Mundbereichs löst Saug- und Schluckbewegungen aus	→ 138
Schober-Zeichen	Prüfung der Lenden- u. Brustwirbelsäule (LWS, BWS) auf Kyphosierungsmöglichkeiten. LWS: im aufrechten Stand Markierung von L4 und einer 2. Stelle 10 cm darüber, nach max. Beugung Messung der Entfernung beider Punkte, normalerweise etwa 15 cm. BWS (auch als Ott-Zeichen bekannt): Markierung des Dornfortsatzes von C7 u. eines Punkts 30 cm kaudal davon, nach max. Beugung beträgt der Abstand normalerweise etwa 38 cm	→ 115
Seborrhö	verstärkte Talgproduktion	→ 130
Sebostase	verminderte Talgproduktion	→ 130
Skabies	Krätze	→ 127
Sklerodermie	klinisch unterschiedliche Kollagenosen nicht völlig geklärter Ursache; Vorkommen als umschriebene oder diffuse und progrediente Form	→ 32
Somnolenz	schläfrige Teilnahmslosigkeit	→ 133
Sopor	schlafartiger Zustand, Pat. nur durch stärkere Reize partiell u. vorübergehend, jedoch nur bis zum Stadium der Benommenheit, „erweckbar"	→ 133
Spastik	Erhöhung des Muskeltonus (zeigt federnden Widerstand)	→ 149

Suchbegriff	Erklärung	Seite
Spider naevi	Eppinger-Sternchen; Naevus araneus; Spinnennävus: arterielle Gefäßneubildung mit zentralem Gefäßknötchen, Vorkommen bes. bei aktiven Leberzirrhosen an Hals, Rücken, Brustkorb u. Gesicht	→ 29 → 130
Spondylolisthesis	Wirbelgleiten; Abgleiten eines Wirbels über seinen unteren Partner nach vorn. Betroffen sind vorwiegend der 4. u. 5. Lendenwirbelkörper. Voraussetzung: Spaltbildung im Wirbelbogen bds. in Höhe der Gelenkfortsätze	→ 114
Squama	Schuppe; Hornhautelemente über Hautniveau	→ 128
Stimmfremitus	mit den aufgelegten Handflächen fühlbare Schwingungen der Brustwand während des Sprechens	→ 72
Stokes-Kragen	Schwellung der Hals- u. Kopfvenen u. Stauungsödem, verursacht durch Kompression der V. cava superior infolge Gewächsbildung im Mediastinum.	→ 62
Striae distensae	Hautdehnungsstreifen (rötliche bei M. Cushing, weißliche nach Schwangerschaften oder bei Adipositas)	→ 99
Synkope	kurzdauernder Bewußtseinsverlust	→ 133
Tachykardie	Steigerung der Herzfrequenz	→ 93
Tachypnoe	Atmung mit mehr als 20 Atemexkursionen pro Minute; z.B. durch Aufregung, Anstrengung, Fieber, Lungenerkrankungen	→ 70
Teleangiektasien	bleibende Gefäßerweiterung kleiner Hautgefäße	→ 29

Suchbegriff	Erklärung	Seite
Tetanie	Krampfbereitschaft durch Steigerung der neuromuskulären Erregbarkeit. Auslösung durch äußere Reize (mechan. o. akust. Art), fieberhafte Infekte, Erbrechen mit Säureverlusten, körperl. Anstrengung, Hyperventilation, aber auch spontan auftretend	→ 109
Thoracic-outlet-Syndrom	Sammelbegriff für best. Kompressionssyndrome im Bereich der oberen Thoraxapertur (Halsrippe, Verengung der Skalenuslücke, komprimierende Neoplasien). Neurovaskuläres Kompressionssyndrom im Bereich der oberen Thoraxapertur infolge anat. Fehlbildungen, Haltungsanomalien o. Verletzungen (z. B. Schleudertrauma). Meist bilaterale Sympt. mit stärkerem Befall des Gebrauchsarms	→ 88
Thrombangiitis obliterans	an den Arterien der unteren Extremitäten beginnende entzündl. Erkrankung der inneren Gefäßwandschichten, die mit o. ohne Thrombose (deshalb auch Thrombangiitis obliterans) zur bindegewebigen Veröung u. somit schweren schmerzhaften Ernährungsstörungen bzw. Gangrän führt. Häufig Venen beteiligt. Befällt bevorzugt junge Männer. Pathol. Allen-Test, pathol. Fingerkompressionstest, reaktive Hyperämie sind wichtige diagnostische Zeichen	→ 89
Tortikollis	Schiefhals; meist als Schonhaltung bei muskulärer Verspannung, Bandscheibenvorfall oder angeboren (Verkürzung des M. sternocleidomastoideus)	→ 61

Suchbegriff	Erklärung	Seite
Tremor	Zittern; unwillkürl. mehr o. weniger rhythm. ablaufende gleichförmige Bewegungen umschriebener Körperteile (Finger, Hände, Augenlider, Zunge, Lippen). Man unterscheidet grob-, mittel- u. feinschlägigen T.; Ruhetremor u. Intentionstremor; psychogenen T., extrapyramidalen T. (- Parkinson-Syndrom), zerebellaren T., essentiellen T. (seltene hereditäre Form)	→ 31
Trendelenburg-Test	Test zur Beurteilung der Klappen(in)suffizienz der Vv. perforantes und der V. saphena magna. Beinlagerung horizontal o. leicht vertikal nach oben. Ausstreichen der Varizen, Abschnüren des Beins am proximalen Oberschenkelbereich (etwa 50 mmHg, 6,7 kPa) zur Komprimierung der oberflächl. Venen. Aufstehen u. Lösen der Kompression: langsame Füllung (neg.), Klappen intakt; schnelle Füllung von oben (pos.) Klappenschlußschwäche (Venenklappeninsuffizienz)	→ 87
Turgor	Elastizität von Körpergeweben, die stark vom Flüssigkeitshaushalt abhängt. Herabsetzung bei Austrocknung, Steigerung bei Ödembildung	→ 29
Ulkus	Geschwür; Hautdefekt vorgeschädigter Haut	
Urämie	Harnstoff im Blut, Harnvergiftung. Endstadium der Niereninsuffizienz mit folgendem klin. Symptomenkomplex: Foetor uraemicus, Ano-rexie, Nausea, Verwirrtheit, motor. Unruhe, eklampt. Krämpfe, Koma, Kussmaul-Atmung, Anämie, Perikarditis, Flüssigkeitslunge, Polyneuropathie u. renale Osteopathie	→ 59
Urtika	Quaddel	→ 128
Vesicula	Bläschen	→ 128

Suchbegriff	Erklärung	Seite
Virilisierung	Maskulinisierung; Vermännlichung bei Frauen mit Ausbildung männl. sek. Geschlechtsmerkmale (z. B. Bartwuchs). Hormonell (durch Androgene) bedingt, z. B. bei Nebennierentumoren	→ 28
Vitiligo	scharf umgrenzte, depigmentierte Hautstelle. Sitz vielfach symmetr. an Handrücken, Vorderarm, Gesicht, Hals u. Genitale. Haare an betroffenen Stellen ebenfalls depigmentiert	→ 130
Voussure	Herzbuckel; bei einigen angeborenen Herzfehlern mit Hypertrophie auftretende Vorwölbung der Thoraxwand im Bereich des Herzens	→ 78
Weber-Versuch	Aufsetzen der schwingenden Stimmgabel auf den Scheitel zur Diagn. von einseitiger Schallleitungs- u. Schallempfindungsschwerhörigkeit. Bei Schallleitungsstörung (Mittelohrerkrankung, Zeruminalpfropf) wird der Ton auf der kranken Seite stärker empfunden, bei Schallempfindungsstörung auf der gesunden	→ 49
Zirrhose	Bezeichnung für narbige Leberschrumpfungen; findet heute auch bei anderen Organen Verwendung	→ 101
Zyanose	blaurote Verfärbung an Lippen, Bindehäuten und Nagelbett	→ 78

Literaturverzeichnis

1. Bates, B., Berger, M., Mühlhauser, I.: Klinische Untersuchung des Patienten. Schattauer Verlagsgesellschaft mbH, Stuttgart, New York, 2., überarbeitete Aufl., 1989

2. Becker, W., Naumann, H.H., Pfalz, C.R.: Hals-Nasen-Ohren-Heilkunde. Georg Thieme Verlag, Stuttgart, New York, 4., überarbeitete Aufl., 1989

3. Berlit, P., Seeger, W.: Neurologie - ein Bilderlehrbuch. Springer Verlag, Berlin, Heidelberg, New York, London, Paris, Tokyo, 1. Aufl., 1991

4. Classen, M., Diehl, V., Kochsiek, K.: Innere Medizin. Urban & Schwarzenberg, München, Wien, Baltimore, 3. neu bearbeitete Aufl., 1994

5. Dahmer, J.: Anamnese und Befund - Grundlagen klinischer Diagnostik. Georg Thieme Verlag, Stuttgart, New York, 6., völlig überarbeitete Aufl., 1988

6. Herold, G. et al.: Innere Medizin. Eine vorlesungsorientierte Darstellung. Köln, 1999

7. Kiesewalter, B., Olk, W.: GK II Termini pocket - das Vademecum. Börm Bruckmeier Verlag, Grünwald, 1. Aufl., 1999

8. Kiesewalter, B., Olk, W.: GK III Termini pocket - das Vademecum. Börm Bruckmeier Verlag, Grünwald, 2. Aufl., 1999

9. Kimmig, R., Knitza, R. (Hrsg.): Gynäkologie pur - das Skript. Börm Bruckmeier Verlag, Grünwald, 1. Aufl., 1995

10. Kochen, M. M.: Allgemeinmedizin. Hippokrates Verlag, Stuttgart, 1. Aufl., 1992

11. Leydhecker, W., Grehn, F.: Augenheilkunde. Springer-Verlag, Berlin, Heidelberg, New York, London, Paris, Tokyo, Hong Kong, Barcelona, 25., komplett überarbeitete und aktualisierte Aufl.

12. Niessen, K.-H.: Pädiatrie. VCH Verlagsgesellschaft mbH, Weinheim, neubearbeitete Aufl., 1993

13. Pschyrembel, W.: Klinisches Wörterbuch. Walter de Gruyter Verlag, Berlin, New York, 258. Aufl., 1998

14. Rassner, G.: Dermatologie - Lehrbuch und Atlas. Urban & Schwarzenberg, München, Wien, Baltimore. 4., überarbeitete und ergänzte Aufl., 1992

15. Schumpelick, V., Bleese, N.M., Mommsen, U.: Chirurgie. Ferdinand Enke Verlag, Stuttgart, 3., neu bearbeitete und erweiterte Aufl., 1994

16. Tischendorff, F.W. (Hrsg.): Der diagnostische Blick - Atlas zur Differentialdiagnose innerer Krankheiten. Schattauer Verlagsgesellschaft mbH, Stuttgart, New York, 5., neu bearbeitete und stark erweiterte Aufl., 1993

17. Turner, R., Blackwood, R.: Clinical Skills. Blackwell Science Ltd., Oxford, London, Edinburgh, Malden, 3rd Edition, 1997

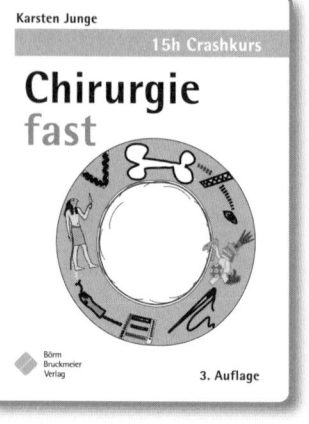

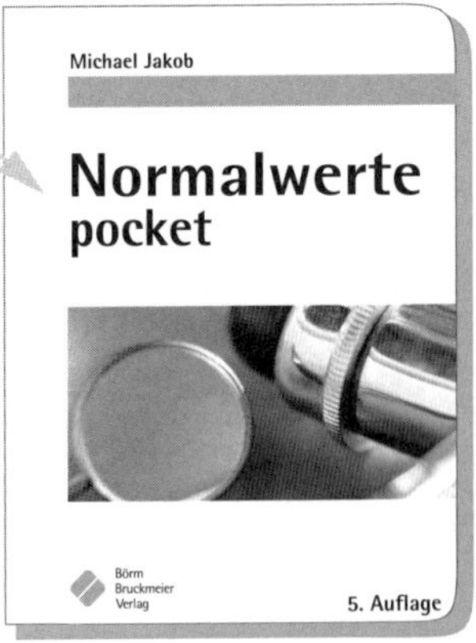

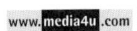

1. Anamnese

Personenangaben

Name, Geburtsdatum, Anschrift, Hausarzt, Familienstand, Angehörige (Kontaktadresse)

Hauptbeschwerden

Hauptbeschwerden, Begleitumstände, Lokalisation der Beschwerden, Qualität, Quantität, Ausstrahlung, zeitliche Abfolge, bisherige Therapieauswirkungen

Vorbestehende Erkrankungen

Kinderkrankheiten	Masern, Mumps, Röteln, Scharlach, Windpocken, Diphtherie, Keuchhusten, Rheumatisches Fieber
Krankheiten im Erwachsenenalter	**Herz:** KHK, HRST, Myokardinfarkt, Herzinsuffizienz **Stoffwechsel:** Diabetes mellitus, Hyperthyreose **Gefäße:** Hypertonus, pAVK; **Lunge:** Tbc, COPD **GI-Trakt:** Entzündungen, Ulzera, Polypen; **Galle:** Gelbsucht, Steine **Urogenital:** Infekte, Steine, Niereninsuffizienz, Dialysepflichtigkeit **ZNS:** Apoplex, Epilepsie, Depression **Bewegungsapparat:** Osteoporose, Prolaps **Blut:** Blutungsneigung, Thromboseneigung
OPs, Verletzungen	Wann, Was, Wo

Allergien

Medikamente, Kontrastmittel, Verbandsmaterial, Pollen, Gräser

Medikamentenanamnese

Handelsname – Wirkstoff (Generic, INN) – Dosis

Genussmittel, Drogen

Nikotin (Menge, Dauer, Art), Alkohol, Koffein, Schlafmittel, Beruhigungsmittel, Schmerzmittel, Abführmittel, Rauschmittel

Vegetative Anamnese

Verdauung	Obstipation, Diarrhö, Stuhl-Regelmäßigkeit, -konsistenz, -farbe
Wasserlassen	Dysurie, Nykturie, Inkontinenz, Pressen
Durst	auffallend vermehrt, vermindert
Appetit	Gewichtsveränderungen (rasch, allmählich), Zeitraum
Schlaf	vermehrte Müdigkeit, Ein- oder Durchschlafstörungen
B-Symptomatik	Gewichtsverlust, Nachtschweiß, Fieber

Gynäkologische Anamnese, Sexualanamnese

Regelanamnese (Menarche, Menopause), Postmenopausalblutungen, Geburten, Fehlgeburten, Kontrazeption, Sexualverhalten, Libido, Vorsorgeuntersuchungen

Familienanamnese

Alter der Eltern, Todesursachen Blutsverwandter, chronische und bösartige Erkrankungen

Psychosoziale Anamnese

Partnerschaft (verheiratet ledig, geschieden, Kinder), häusliche Versorgung, Beruf, Freizeitbeschäftigungen, Gemütszustand, Ängste

Notfallanamnese (ggf. Fremdanamnese)

(knapp!) Umstände – Ursachen – frühere Ereignisse – Vorerkrankungen – Medikation

2. Untersuchung

Allgemein

Grundmessgrößen	Körpergröße, –gewicht, Temperatur, Puls, Blutdruck, Atemfrequenz
Allgemeiner Eindruck	Anzeichen akuter/chronischer Erkrankungen, augenscheinliches Alter; **Allgemeinzustand** (AZ): gut, leicht, deutlich oder massiv reduziert **Ernährungszustand** (EZ): gut, schlank, kachektisch, adipös
Haut, Schleimhäute	Blässe, Rötung, Ikterus, Zyanose, Effloreszenzen, trophische Störungen; **Hautanhänge**: Hirsutismus, Virilisierung, Haarverlust, Uhrglasnägel; **Hautturgor**: Exsikkose (Austrocknung, Dehydratation), Ödeme
Haltung, Gang, Mimik	Ataxie, Spastik, unwillkürliche Augenbewegungen, Tics, Tremor
Sprache, Stimme	motorische, sensible Aphasie, hohe, tiefe Stimme, Heiserkeit
Geruchsphänomene	Alkohol, Azeton, faulig, modrig, eitrig, fäkal, urinös, Medikamentengeruch
Bewusstsein	wach, somnolent, soporös, komatös
Orientierung	zu Raum, Zeit und Person
Verhalten, Gemütslage	(un-)ruhig, nervös, aggressiv, depressiv, (un-)kooperativ, resignierend
Seh-, Hörvermögen	Sehschwäche, Hörschwäche, Blindheit, Taubheit (einseitig, beidseitig)

Kopf und Hals

Gesicht, Schädel, Kopfhaut	**Insp.** Form, Größe, Kontur, Symmetrie, Schwellungen, Mimik, Haare **Palp.:** Druckschmerz, Nervenaustrittspunkte **Perk.:** Klopfschmerz (umschrieben, diffus)
Auge	**Insp.:** Symmetrie, Augenstellung (Strabismus, Enophthalmus, Exophthalmus), Lider, Konjunktiven (Farbe), Skleren, Iris, Pupillen (Größe, Symmetrie) **Palp.:** Bulbi (Konsistenz), Lider, Tränendrüsen (Sekretion), Tränensäcke **Furktionsprüf.:** Visusprüfung, Lichtreaktion, Gesichtsfeldprüfung, Motilitätstest, Ophthalmoskopie
Ohren	**Insp., Palp.:** Form/Symmetrie der Muscheln, äußerer Gang, Trommelfell **Funktionsprüf.:** Rinne, Weber (seitengleich, Lateralis, zum kranken/gesunden Ohr), Frenzel-Brille (Nystagmus), Hörtest (Flüstersprache, Händeklatschen)
Nase und Nasennebenhöhlen	**Insp., Palp.:** Form, Größe, Symm. äußere Nase, Septum, Muscheln, Nasenschleimhaut; Nervenaustrittspunkte (Druckschmerz)
Mund und Rachen	**Irsp., Palp.:** Kiefergelenkbewegung, Speicheldrüsen, Lippen, Wangen, Zunge, Mundschleimhaut, Zahnstatus, Rachenhinterwand, Gaumensegel, Tonsillen
Hals, Schilddrüse	**Insp., Palp., Ausk.:** Beweglichkeit, Form, Symmetrie, Schwellungen ces Halses; Konsistenz, Größe, Knoten der Schilddrüse; Verschieblichkeit der Hals-Lymphknoten; Strömungsgeräusche der Halsgefäße

Thorax

Inspektion: Thoraxform, Körperhaltung, Atemexkursion/-rhythmus, Atemhilfsmuskulatur

Palpation: Kompressionsschmerz, Stimmfremitus, Lymphknoten (axillär, supra-, infraklav.)

Perkussion: Schallqualitäten

Auskultation: Symmetrie, Nebengeräusche (sog. Rasselgeräusche)

Herz- und Gefäßsystem

Herz	**Insp.:** Halsvenenfüllung (Jugularvenendruck); **Palp.:** Herzspitzenstoß, Schwirren, Radialispuls; **Perk.:** Herzdämpfung (rel., absolut); **Ausk.:** Herztöne, -frequenz, -rhythmus, -geräusche (Charakter, Lautheit), zusätzliche Herztöne
Gefäße	**Insp.:** Hauttrophik, Venenzeichnung; **Palp.:** Hauttemperatur, -beschaffenheit; Thrombosezeichen; Pulsstatus; **Ausk.:** Stenosegeräusche; **Funktionstests:** Adson, Allen, Faustschluss, Gehstrecke, Ratschow-Lagerung, Trendelenburg

Abdomen

Inspektion: Kontur, Bauchdeckenveränderungen (Hernien)

Auskultation: Peristaltik, Reibegeräusche, Gefäßgeräusche

Palpation: Druck-, Klopfschmerz, Abwehrspannung, Resistenzen, Hernien, Appendizitiszeichen (McBurney, Lanz-Punkt, Rovsing, Blumberg)

Perkussion: Organgrößen, atypische Schallphänomene, Undulation (Aszites)

Rektum

Inspektion des Anus: Fissuren, Fisteln, Hämorrhoiden, Tumoren, Ekzeme

Palpation: Sphinktertonus, Stenosen, Ampullenfüllung, Polypen, Blut-, Schleimspuren, Stuhl, Prostata (Größe, Oberfläche, Konsistenz, Druckschmerz)

Bewegungsapparat

Extremitäten	**Insp., Palp.:** Hautbeschaffenheit, Umfangsdifferenzen, trophische Störungen, Deformierungen, Missbildungen, Kontrakturen, Muskelbeschaffenheit, Funktionseinschränkungen, Paresen, Schongang, Schonhaltung
Wirbelsäule	**Insp., Palp., Perk.:** Bewegungsumfang, Körperhaltung, Schonhaltung, Druck- und Klopfschmerz

Geschlechtsorgane

Weibliche Geschlechtsorgane	**Insp.:** Effloreszenzen, entzündliche und tumoröse Veränderungen, Ausfluss, Vorwölbungen; **Palp.:** Lymphknoten (inguinal), bimanuelle digitale Untersuchung, Beurteilung von Zervix, Uterus und Adnexe
Weibliche Brust	**Insp.:** Größe, Symmetrie, Konturen, Vorwölbungen, Einziehungen, Form und Sekretion der Mamillen; **Palp.:** Knoten (Konsistenz, Lage, Größe, Verschieblichkeit, Druckschmerz), Lymphknoten (axillär)
Männliche Geschlechtsorgane	**Insp., Palp.:** Form, Größe, Lage, Veränderungen von Glans, Penis, Präputium, Hoden, Schambehaarung, Ausfluss, Diaphanoskopie, Lymphknoten (inguinal)

Nervensystem

Psychischer Befund	Bewusstseinslage (wach – komatös), Orientierung (Ort, Zeit, Person), Aufmerksamkeit (Konzentrationstests), Stimmungslage, Gedächtnis
Reflexe	**Eigenreflexe:** Bizepssehne, Radiusperiost, Trizeps-, Patellar-, Achillessehne; **physiolog. Fremdreflexe:** Pupillen-, Cornea-, Bauchhaut-, Cremaster-, Analreflex; **patholog. Fremdreflexe:** Babinski, Saug-, Orbicularis oculi-Reflex
Hirnnerven	Funktionsprüfung der N. I-XII
Motorik	**Extrapyramidale Symptome:** Tics, Tremor, Zuckungen; **Muskelstatus:** eutrophe, atrophe, hypertrophe Muskulatur; **Muskelkraft:** Parese, Plegie, Paralyse; **Muskeltonus:** Rigor, Spastik; **Funktionstests, Koordination:** Armhalte-, Finger-Nase-Versuch, Rebound-Test, Romberg-Versuch
Sensorik	Berührungs-, Schmerz-, Temperatur-, Vibrationsempfinden

Entnommen aus: Anamnese und Untersuchung pocketcard, Börm Bruckmeier Verlag, 2000

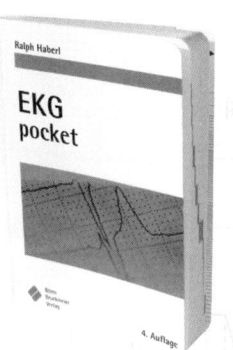

Notizen

Notizen

Notizen

Notizen

15. Index

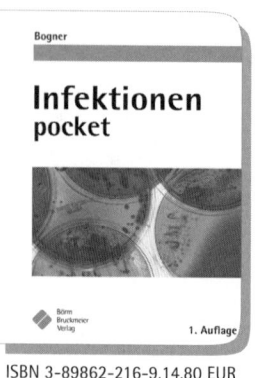
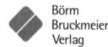
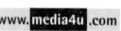

NEU: in der Book-Box!

- Prüfungs- und praxisrelevante Inhalte der Gynäkologie und Geburtshilfe in knapper und prägnanter Form

- Optimale Prüfungsvorbereitung für das Staatsexamen

- Enthält ein gesondertes Kapitel zu gynäkologischen Notfällen sowie über 100 Abbildungen

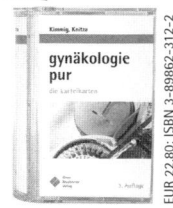

EUR 22,80; ISBN 3-89862-312-2

3. Auflage 2004

- Einsatzgebiete aller gängigen Pharmaka, strukturiert und übersichtlich gegliedert

- Informationen über Wirkmechanismus, therapeutische Einsatzgebiete und entsprechende Wirkstoffe einzelner Stoffgruppen

- Bietet mit integrierten Fragen und systematischen Lernhilfen die notwendige Unterstützung zur Prüfungsvorbereitung

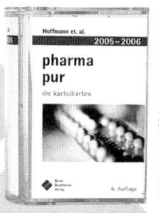

EUR 22,80; ISBN 3-89862-313-0

6. Auflage 2004

- Bildet das Fundament für solide internistische Kenntnisse
  - durch prüfungsrelevante Inhalte
  - durch einen differenzialdiagnostischen Kartenteil

- Teil 1: Angiologie, Kardiologie, Pneumologie, Hämatologie und Gastroenterologie

- Teil 2: Endokrinologie, Stoffwechsel, Nephrologie, Wasser-/Elektrolythaushalt, Rheumatologie und Infektiologie

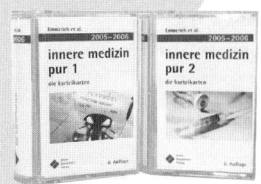

pur 1: 6. Auflage 2004; EUR 22,80; ISBN 3-89862-310-6
pur 2: 6. Auflage 2004; EUR 22,80; ISBN 3-89862-311-4

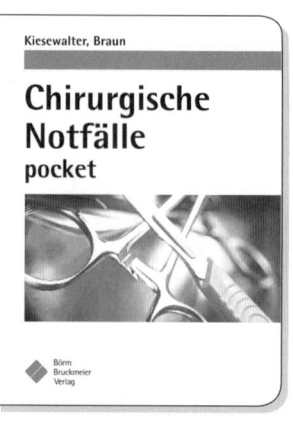

itte senden Sie mir gegen Rechnung die umseitig markierten Titel:

ame

nschrift

Tel.   e-Mail

Datum   Unterschrift

Wir möchten das **Anamnese & Untersuchung pocket** gerne verbessern
und freuen uns auf Ihre Anregungen und Kritik.

feedback

estellung an:
örm Bruckmeier Verlag, Nördliche Münchner Str. 28, 82031 Grünwald
der **Fax: 089 - 69 77 81 28**

pur karteikarten

- [ ] anästhesiologie pur EUR 25,46 (ISBN 3-929785-16-1)
- [ ] arbeitsmedizin pur EUR 13,19 (ISBN 3-929785-15-3)
- [ ] chirurgie pur 1 EUR 29,80 (ISBN 3-89862-303-3)
- [ ] chirurgie pur 2 EUR 29,80 (ISBN 3-89862-304-1)
- [ ] gynäkologie pur EUR 22,80 (ISBN 3-89862-312-2)
- [ ] hno pur, zmk pur EUR 18,80 (ISBN 3-89862-307-6)
- [ ] innere medizin pur 1 EUR 22,80 (ISBN 3-89862-310-6)
- [ ] innere medizin pur 2 EUR 22,80 (ISBN 3-89862-311-4)
- [ ] mikrobiologie/immuno pur EUR 29,80 (ISBN 3-89862-308-4)
- [ ] neurologie pur EUR 29,80 (ISBN 3-929785-23-4)
- [ ] ophthalmologie pur EUR 17,79 (ISBN 3-929785-29-3)
- [ ] orthopädie pur EUR 20,35 (ISBN 3-929785-18-8)
- [ ] pathologie pur EUR 29,80 (ISBN 3-89862-306-8)
- [ ] pharma pur EUR 22,80 (ISBN 3-89862-313-0)
- [ ] psychiatrie pur EUR 19,80 (ISBN 3-89862-305-X)
- [ ] urologie pur EUR 14,80 (ISBN 3-89862-309-2)
- [ ] Helit® Karteikasten A6 quer EUR 5,01 (Nr. 604)

pockets

- [ ] Anamnese & Untersuchung EUR 14,80 (ISBN 3-89862-213-4)
- [ ] Anatomie fast EUR 12,80 (ISBN 3-89862-222-3)
- [ ] Arzneimittel pocket 2004 EUR 14,80 (ISBN 3-89862-231-2)
- [ ] Arzneimittel Wirkungen pocket EUR 16,80 (ISBN 3-89862-204-5)
- [ ] Arzneimittel Therapie pocket EUR 14,80 (ISBN 3-89862-229-0)
- [ ] Biologie fast EUR 12,80 (ISBN 3-89862-232-0)
- [ ] Chirurgie fast EUR 16,80 (ISBN 3-89862-227-4)
- [ ] Chirurgische Notfälle pocket EUR 14,80 (ISBN 3-89862-228-2)
- [ ] Differentialdiagnose pocket EUR 14,80 (ISBN 3-89862-200-2)
- [ ] EKG pocket EUR 14,80 (ISBN 3-89862-221-5)
- [ ] GK 2 Termini pocket EUR 10,12 (ISBN 3-929785-91-9)
- [ ] GK 3 Termini pocket EUR 12,80 (ISBN 3-89862-226-6)
- [ ] Heilpraktiker Kompaktwissen EUR 12,80 (ISBN 3-89862-220-7)
- [ ] Infektionen pocket EUR 14,80 (ISBN 3-89862-216-9)
- [ ] Klinische Chemie pocket EUR 14,80 (ISBN 3-89862-215-0)
- [ ] Normalwerte pocket EUR 12,80 (ISBN 3-89862-230-4)
- [ ] Notaufnahme Innere Medizin EUR 9,80 (ISBN 3-89862-217-7)
- [ ] Psychiatrie fast EUR 10,12 (ISBN 3-929785-93-5)

G&L pockets

- [ ] Bach-Blüten pocket EUR 14,80 (ISBN 3-89862-710-1)
- [ ] Homöopathie pocket EUR 14,80 (ISBN 3-89862-703-9)
- [ ] Homöopathie für Kinder pocket EUR 14,80 (ISBN 3-89862-711-X)
- [ ] Meine Schwangerschaft pocket EUR 14,80 (ISBN 3-89862-704-7)
- [ ] Mondphasen pocket EUR 13,80 (ISBN 3-89862-701-2)
- [ ] Naturheilmittel pocket EUR 12,68 (ISBN 3-929785-59-5)
- [ ] Pillen pocket EUR 18,80 (ISBN 3-89862-700-4)
- [ ] Vornamen pocket EUR 8,80 (ISBN 3-929785-705-5)

pur arbeitsskripte

- [ ] gynäkologie pur EUR 20,35 (ISBN 3-929785-45-5)
- [ ] innere medizin pur EUR 26,80 (ISBN 3-89862-500-1)
- [ ] pharma pur EUR 20,35 (ISBN 3-929785-42-0)
- [ ] chirurgie pur EUR 26,80 (ISBN 3-89862-501-X)

pocketcards

- [ ] Alpine Notfall EUR 3,30 (ISBN 3-89862-012-3)
- [ ] Anamnese & Untersuchung EUR 3,30 (ISBN 3-929785-84-6)
- [ ] Anästhesie-Intensiv Set EUR 7,70 (ISBN 3-929785-042-5)
- [ ] Antibiotika 2004 EUR 3,30 (ISBN 3-89862-041-7)
- [ ] Antimykotika EUR 3,30 (ISBN 3-89862-021-2)
- [ ] Bach-Blüten EUR 3,30 (ISBN 3-89862-004-2)
- [ ] Benzodiazepine EUR 3,30 (ISBN 3-929785-85-4)
- [ ] EKG EUR 3,30 (ISBN 3-929785-72-2)
- [ ] EKG Auswertung EUR 3,30 (ISBN 3-929785-36-6)
- [ ] EKG Lineal EUR 3,30 (ISBN 39862-011-5)
- [ ] EKG Set EUR 7,70 (ISBN 89862-015-8)
- [ ] Elektrolyte EUR 3,30 (ISBN 3-89862-002-6)
- [ ] Erste Hilfe EUR 7,70 (ISBN 3-89862-014-X)
- [ ] ICD 10 Set EUR 3,30 (ISBN 3-89862-005-0)
- [ ] ICD 10 chirurgie 2.0 EUR 3,30 (ISBN 3-89862-006-9)
- [ ] ICD 10 innere 2.0 EUR 3,30 (ISBN 3-89862-007-7)
- [ ] ICD 10 trauma 2.0 EUR 3,30 (ISBN 3-89862-008-5)
- [ ] Lungenfunktion EUR 3,30 (ISBN 3-929785-75-7)
- [ ] Medizin im Internet EUR 3,30 (ISBN 3-89862-025-5)
- [ ] Nephro antibiotics EUR 3,30 (ISBN 3-929785-39-0)
- [ ] Nephro meds EUR 3,30 (ISBN 3-929785-38-2)
- [ ] Neugeborenes EUR 3,30 (ISBN 3-929785-25-0)
- [ ] Neurologie EUR 5,50 (ISBN 3-929785-88-9)
- [ ] Normalwerte EUR 3,30 (ISBN 3-929785-73-0)
- [ ] Notfall-Meds 1 EUR 3,30 (ISBN 3-929785-79-X)
- [ ] Notfall-Meds 2 EUR 3,30 (ISBN 3-929785-80-3)
- [ ] Pädiatrie Development EUR 3,30 (ISBN 3-929785-82-X)
- [ ] Pädiatrie Notfall EUR 3,30 (ISBN 3-929785-81-1)
- [ ] Periodensystem EUR 3,30 (ISBN 3-929785-28-5)
- [ ] Reanimation EUR 3,30 (ISBN 3-89862-009-3)
- [ ] Reflexzonen EUR 3,30 (ISBN 3-89862-000-X)
- [ ] Physikalische Konstanten EUR 3,30 (ISBN 3-89862-020-4)
- [ ] Säure-Basen EUR 3,30 (ISBN 3-929785-37-4)
- [ ] Sehproben EUR 3,30 (ISBN 3-89862-013-1)
- [ ] Skelettmuskulatur EUR 5,50 (ISBN 3-89862-010-7)
- [ ] Stroke EUR 5,50 (ISBN 3-89862-001-8)
- [ ] Terminologie EUR 5,50 (ISBN 3-89862-003-4)
- [ ] The English Patient EUR 5,50 (ISBN 3-929785-86-2)
- [ ] TNM EUR 3,30 (ISBN 3-89862-023-9)
- [ ] Vergiftungen EUR 3,30 (ISBN 3-89862-024-7)